マウス組織学

はじめに

　マウスは多くの研究に広く用いられている哺乳動物である。ヒトと同様の臓器を有し，遺伝子構造が類似しており，また飼育が簡単であること，さらに遺伝的背景が明らかな近交系マウスが確立されていることなどが，幅広く利用されている理由であろう。たとえば免疫生物学，遺伝学，分子生物学，解剖学，発生学，腫瘍学，毒性試験等において用いられている貴重な動物である。それらの研究結果を確認するために，マウス臓器の組織切片を作製し，その標本を顕微鏡で観察する機会が多いと思われるが，マウスの正常組織を系統的に記述した参考書はほとんど見当たらない。ヒトの組織に似ていることも多いが，臓器によってはヒト組織像と大きく異なっていることに戸惑った経験のある研究者も多いであろう。

　「組織学」の書物は数多く刊行されているが，すべて「ヒト組織学」であり，研究者は手探りで文献検索などを行い，目的とするマウス組織に関する知識を得ているのが実状であろう。当然のことながら，マウス組織学の研究は1910年代頃から活発になされており，1960年代にはほぼすべてのマウス臓器の解剖・組織が明らかになっている。決してマウス研究者が怠けていたわけではない。しかし，組織像をカラー印刷して，もっとも詳細に研究されているヒト組織に関する知見を加えて，マウス組織学の教科書を作る努力は不十分であったと思われる。

　このたび，学際企画（株）社長，佐藤武雄氏から，「マウス組織学」に関する入門書出版のお話しがあり，執筆を引き受けた。それというのも，筆者自身がマウスの組織標本を鏡検する機会があり，その時に参考とすべき書物の少なさに驚いた経験があるからである。

　この本は，顕微鏡写真を中心とした図譜（アトラス）であるが，必要と思われる部分には十分な説明を加えた。また，一部の臓器に関して詳細に記述した出版物がすでに存在する場合には，写真および説明を簡略化した。マウスの組織像を解説したが，ヒト組織学・解剖学の書物を同時に読んでいただければ一層理解が深まると思われる。この本はあくまでマウス組織学の入門書であり，筆者一人の理解の範囲で書いたため不十分な箇所も多いであろう。読者諸賢のご意見をお聞かせいただければ幸いである。

　　2004年　春

湘南にて

多田　伸彦

本書の内容に関する全般的な説明を以下に記す。

① マウスは，8週齢の近交系マウスBALB/c（雄）を用いた。
　雌性生殖器に関連する臓器の採取は，8週齢BALB/c（雌）から行ったが，性周期は考慮していない。皮膚，眼球等において色素発現が必要な場合には，近交系マウスC57BL/6（雄），8週齢から組織を採取した。一部のマウス腫瘍においては近交系AKRマウス（雌）を使用した。BALB/cは白色（albino）であるために，全身臓器の色素が欠損していることに留意していただきたい。
　マウス以外の動物として，Wister Rat（雄，雌8週齢），Syrian Hamster（雄，雌10週齢），Hartley Guinea Pig（雄，雌10週齢）を用いた。

② 組織採取に先立ち，マウスは水を与えて12時間絶食させ，上大静脈切断後，PBS 2mlを左室注入，次いで10%ホルマリン溶液2mlを注入し灌流固定した。その後，開腹，開胸，開頭して，10%ホルマリン溶液にて全身固定した。一部のマウスは，このような処置をせずに用いた。骨を含む組織は脱灰処理を行った。

③ 組織標本の染色は基本的にヘマトキシリン・エオジン染色（HE染色）であるが，必要に応じて鍍銀，PAS，PAM，EVG，トルイジン・ブルー，メイ・ギムザ染色等を用いた。また細胞診にはパパニコロー染色，一部の組織には酵素抗体法による免疫染色を用いている。

④ 本文の図に記した拡大倍率は，35ミリフィルムにおける倍率を示す。

⑤ 本書に述べる臓器の順序は，原則としてSNOP（Systemized nomenclature of pathology）のT（topology）番号に従ったが，一部を変更している。

⑥ マウスは，たとえ近交系（inbred strain）であっても，系統，亜系統，週齢，性別，個体，飼育条件等により，様々な違いがあることが知られている。本書に提示する図においても，このことに対する十分な理解が求められる。

⑦ マウス標本作製時には，様々なartifactが生ずる可能性がある。たとえば，ホルマリン固定による組織の収縮率に差があることなどによる組織の変形，標本作製時に生ずる部分的な組織の欠損，突起物・骨・体毛などの硬い組織と周囲の組織とが解離する，固定液が浸透する前に組織が自己融解を起こす，などがある。

⑧ 研究に用いられる近交系マウスは，SPF（specific pathogen free）の環境で飼育されることが多いため，感染症と無縁で過ごすことになる。それに対して，たとえ健康なヒトであっても，消化器，呼吸器等は常に外部の病原体の侵襲を受け，臓器は様々な組織学的変化を示す。マウスとヒトの臓器を比較する場合には，このことに留意する必要があろう。

⑨ マウス臓器・組織・細胞等の名称は，ヒトの解剖学において用いられている用語を転用することが多い。しかし，マウス組織の場合には，ヒトでは見られない臓器もあり，獣医学の分野における用語の導入も必要となるであろう。

⑩ この本において，様々なマウス組織の図を示したが，それらは同一の組織であっても，あく

まで部分像であることをご理解いただきたい。一個の臓器から多数の切片標本を作成すると，部位によって多彩な組織像を呈することがある。

⑪ 解剖学用語には，人名が用いられることが多い。名称に親しんでいただくために，人名には簡単な解説を加えた。

⑫ この本の内容に関するご意見，御教示等はe-mail: info@gakusai.co.jp までお願い致します。

目　次

第1章　皮膚（skin） 11
1. 表皮（epidermis），真皮（dermis），皮下組織（subcutaneum）
2. 体毛（hair）
3. 体毛の色（coat color）
4. 脂肪組織（adipose tissue, fat tissue）

第2章　造血組織（hematopoietic tissue），リンパ組織（lymphoid tissue） 15
1. 骨髄（bone marrow）
2. 脾臓（spleen）
3. リンパ節（lymph node）
4. パイエル板（Peyer's patch）
5. 胸腺（thymus）

第3章　骨（bone），関節（joint），骨格筋（skeletal muscle） 18
1. 骨（bone）
2. 軟骨（cartilage）
3. 骨格筋（skeletal muscle）
4. 関節（joint）

第4章　呼吸器系（respiratory system） 20
1. 副鼻腔（accessory sinus）
2. 気管（trachea）
3. 肺（lung），気管支（bronchiole）
4. 胸膜（pleura）

第5章　循環器系（circulatory system） 22
1. 心臓（heart）
2. 冠血管（冠循環 coronary circulation）
3. 大動脈（aorta）
4. リンパ管（lymphatic vessel）

第6章　消化器系（digestive tract） 24
1. 口唇（lip）
2. 舌（tongue）
3. 歯（tooth）
4. 唾液腺（salivary gland）

第 7 章　消化管（alimentary canal） ... 27
1. 食道（esophagus）
2. 胃（stomach）
3. 十二指腸（duodenum）
4. 空腸（jejunum），回腸（ileum）
5. 大腸（colon）
6. 横隔膜（diaphragm），腹膜（peritoneum）

第 8 章　肝臓（liver），胆嚢（gallbladder），膵臓（pancreas） ... 31
1. 肝臓（liver）
2. 胆嚢（gallbladder）
3. 膵臓（pancreas）

第 9 章　腎臓（kidney），尿管（ureter），膀胱（urinary bladder） ... 33
1. 腎臓（kidney）
2. 腎盂（renal pelvis），尿管（ureter）
3. 膀胱（urinary bladder）

第 10 章　雄性生殖器（male reproductive organs） ... 35
1. 陰茎（penis）
2. 包皮腺（preputial gland）
3. 精巣（testis）
4. 前立腺（prostate）
5. 精嚢腺（vesicular glands）
6. 精巣上体（epididymis）

第 11 章　雌性生殖器（female reproductive organs） ... 38
1. 子宮（uterus）
2. 卵巣（ovary）
3. 卵管（uterine tube）
4. 妊娠時の子宮（gravid uterus）
5. 乳腺（mammary glands）
6. 胎盤（placenta）
7. 胎児（fetus）

第 12 章　内分泌器官（endocrine organs） ... 42
1. 副腎（adrenal gland）
2. 甲状腺（thyroid gland）
3. 副甲状腺（parathyroid gland）
4. 下垂体（pituitary gland）

第13章　神経系 (nervous system) 43
1. 大脳 (cerebrum)
2. 小脳 (cerebellum)
3. 脊髄 (spinal cord)
4. 末梢神経 (peripheral nerve)

第14章　特殊器官 (specific organs) 44
1. 眼 (eye)
2. 涙腺 (lacrymal gland)
3. ハーダー腺 (Harderian gland)
4. 眼瞼 (eye lid)
5. 耳介 (auricle)
6. 内耳 (inner ear)
7. 下肢 (lower extremity), 爪 (nail)
8. 尾 (tail)

第15章　ヌードマウス (nude mouse) 47
1. 脾臓 (spleen)
2. 皮膚 (skin)

第16章　マウス腫瘍 (mouse tumor) 48

参考図書 49

カラーアトラス 図1〜254 53

索　引 139

マウス組織学

第1章 皮膚 (skin)

1. 表皮 (epidermis),真皮 (dermis),皮下組織 (subcutaneum)

背部から採取した皮膚,および皮下組織である。表皮,真皮,脂肪組織を含む皮下組織,およびその下層の薄い筋層(横紋筋)からなる(図1)。

体毛を有する部位の表皮は薄く,2〜3層の細胞から構成される。わずかな角質層を認めるが,体毛を有する部位では顆粒層を認めない。本来,表皮の基本構造は,角質層,淡明層,顆粒層,有棘層,基底細胞層,基底膜であるが,すべての層が認められるわけではない。体毛を有しない部位,あるいは特定の部位においては,表皮は厚く,すべての層が認められることがある。真皮には太い膠原線維が交錯し,その中に毛嚢および周囲の皮脂腺を認める(図2)。マウスにはヒトには見られない薄い横紋筋層があり,これは皮膚を動かす皮筋(cutaneous muscle)である。ヒトにおける皮筋は,頭部・顔面の表情筋(mimic muscles)として存在する。

2. 体毛 (hair)

マウスの「毛」は,通常4種類に分類される。①awls,②auchenes,③zigzags,および④tactile hairである。触覚に関与するtactile hairはmonotrichs (guard hair) ともいわれ,顔面に分布するvibrissae,および体表にあるtylotrichsとがある。また,毛の20%を占めるoverhairs (awls, auchenes, tactile hair) と,他の80%を占めるundehairs (zigzags) とに分類されることもある。Auchenesには,毛に1ヶ所のくびれを認め,zigzagsには3ヶ所のくびれがある。毛の髄質にはメラニン顆粒が横に並んで縞状に見え,underhairsのzigzagsでは1列に並ぶが(図3),overhairsにおいては2〜5列のメラニン顆粒が並ぶ。図4に,3列に並ぶ色素顆粒を示す(KSN-nudeマウス)。

数本の毛が一つの毛包口を共有することがある(図2)。

毛包(図5)には毛乳頭,毛髄質には横縞状のメラニン色素,毛髄の周囲には毛皮質,外根鞘を認める。

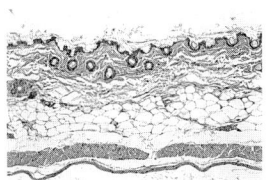
図1 ⇒ P.53

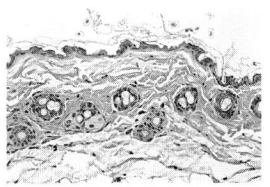
図2 ⇒ P.53

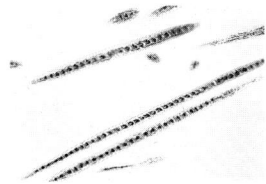
図3 ⇒ P.53

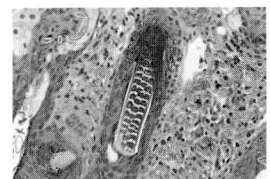
図4 ⇒ P.54

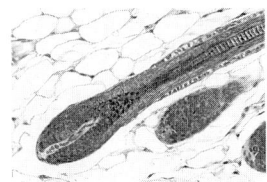
図5 ⇒ P.54

3. 体毛の色（coat color）

　マウスにおいては，数多くの毛の色が知られている。しかし，C57BL/6マウス（黒色）においても，表皮に色素沈着は認めず，体色は「体毛の色」を示すものである。原則としてマウスの皮膚（表皮）に色素は存在しない。極めて限定された部位にのみ，色素の沈着を見る（解説参照）。

　Vibrissa follicle（マウスにおけるヒゲ）の構造は特徴的である。太い1本の毛の周囲は発達した静脈洞，pulvinusと呼ばれる丸い突起物を認め，毛乳頭は皮下組織の深部に及んでいる。また，毛乳頭の周囲には神経線維の走行を見る。太い毛に，メラニン色素が極めて少ないのは，他の体毛と異なる（図6）。さらに，この部位（口周囲）の真皮にはメラニンを取り込んだ細胞が認められる。C57BL/6マウスの組織標本である（図7）。

4. 脂肪組織（adipose tissue, fat tissue）

　白色脂肪組織と褐色脂肪組織（図8）とがある。その分布は不規則で，また必ずしも両脂肪組織が明瞭に区別されているわけではない（図9は上が褐色，下が白色脂肪組織である）。白色脂肪と褐色脂肪が混在するように見えることが多い（図10）。

　対照として，ヒト（成人）の白色脂肪組織を示す（図11）。空胞状に見える周囲の隔壁様構造の小さな点が脂肪細胞の核である。

　組織標本作製の際に，脂肪が流出するために空胞状に見える。褐色脂肪組織における脂肪細胞の核は，細胞の中心部に位置し，細胞質は大小の空胞（脂肪滴）を示す。褐色脂肪組織には毛細血管が豊富で，細胞質が多い。チトクローム酸化酵素が多いので，褐色に見える。

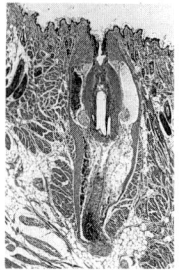

図6 ⇒ P.54

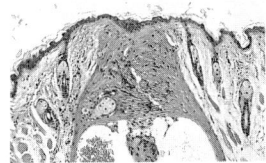

図7 ⇒ P.55

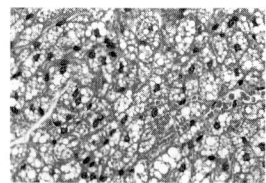

図8 ⇒ P.55

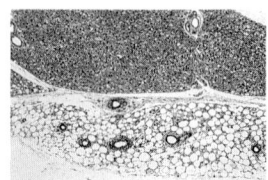

図9 ⇒ P.55

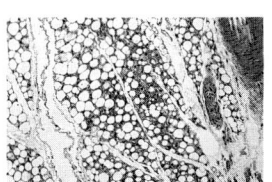

図10 ⇒ P.56

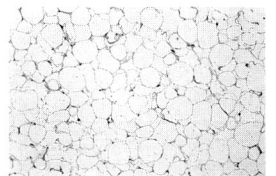

図11 ⇒ P.56

解 説
マウスの毛の色（coat color）について

　マウスにおいては，数多くの毛の色が知られている。このことは，研究に用いられているマウスは，毛の色の変異を楽しんだペットマウス（珍種のマウス，fancy mouse）に起源があることによる。マウスには多くの近交系（inbred strain，いわゆる純系）が知られているが，通常の研究に用いられるのは下記のような数系統であろう。

系統名	毛の色	遺伝子型	性質
AKR/J	albino	a, B, c	白血病の好発系
BALB/c	albino	A, b, c	
C3H/He	agouti	A	乳腺腫瘍が多い
C57BL/6	black	a, B, C	
C56BR/cd	brown	a, b	
C57L/J	gray	a, b, ln	
DBA/2	gray	a, b, d	最古の近交系マウス

　Coat colorを理解するには，*a, b, c, d*の4つの遺伝子型を理解するのが簡便であろう。

　　A, agouti, dominant, 染色体第2番, C3Hマウスの色
　　b, brown, recessive, 染色体第4番, 茶色, クレヨンの茶色
　　c, albino, recessive, 染色体第7番, 白色, *c/c*でepistasis
　　d, dilute, recessive, 染色体第9番, 毛の色が薄くなる

a：agouti遺伝子は，色素の量を決定する二つの遺伝子の一つである（他の一つはextension）。すなわち，黄色の色素phaeomelaninと，黒あるいは茶色の色素eumelaninの量と分布を決定する。C3Hマウスの色agoutiは，茶色brownではない。Agoutiはgrizzled colorともいわれ，遺伝学用語では哺乳類の毛皮における1本の毛に，明るい色素（phaeomelanin）と暗い色素（eumelnin）とが交互に縞状に並ぶことをいう。Brownの色は，C57BR/cdマウスの実物を見ていただければ理解できると思われる。

b：*B*であれば黒色（野生型）となるが，*b*であれば茶色のeumelaninとなる。この色の違いは色素顆粒の大きさ，形状等の変化による。

c：albino遺伝子として，ギリシャ・ローマの時代から知られている毛の色（白色）である。tyrosinaseの量に影響を与える。野生型に対してはrecessiveである。毛嚢や眼球の脈絡膜におけるメラノサイト（melanocyte）の形状は，ほぼ正常であるが，チロシナーゼがほとんど欠損している。白色マウスの眼球は，色素が欠損

しているため眼球自体が暗箱とはならず，視力は低下している。

　c遺伝子は劣性であるが，c/c（劣性ホモ）となる場合にはepistasis（epistatic）を引き起こす。すなわち，毛色の発現をすべて抑制してしまうことになる。このことは，上述のc遺伝子の発現機序を考えると明らかであろう。

　d：DBA/2の独特の薄い（dilute）毛色は，*d*遺伝子の効果によるものである。この遺伝子は，メラニン顆粒を凝集させることで，色が薄く見える効果を表す。

　以上のことから，BALB/c（*A, b, c*）は，*c/c*なので白色，C57BL/6（*a, B, C*）は，*C/C*なので着色し，*B/B*なので茶色にはならず，*a/a*なのでagoutiともならないので，その結果，黒色となることが理解できる。

　（BALB/c×C57BL/6）F1マウスは，agouti（C3Hマウスの毛色）であるが，その理由は遺伝子型が（*Abc*×*aBC*）＝*AaBbCc*となることで明らかであろう。つまり*C/c*で着色，*A/a*でagouti色，*B/b*で茶色にはならない，からである。

　ln（leaden）；recessiveで，色を薄める効果は*d*（dilute）と同じであるが，*d*遺伝子座が第9番染色体上にあるのに対して，第1番染色体上にある。C57L/Jマウスの毛の色は，鉛（金属）の酸化していない割面のような色をしている。

　*a, b, c, d*等の遺伝子には，多数の変異が報告されている。たとえば，CE/Jマウスの，何とも形容しがたいクリーム色の毛はA^w, c^e, つまりagoutiとalbino両遺伝子の変異である。また，I/Stマウスの，薄汚れたようなブチの毛色は*a, b, d, p, s*すなわち，目がピンク（*p*はpink-eyed dilution, Chr7）で，ブチ（*s*はpiebald or piebald spottingブチの意，Chr14），茶色，および毛色が薄い，ということになる。さらに，不思議な水色・黄色のような毛色の129/Reマウスは，A^w, c^{ch}, *p*である（*ch*はchinchillaの略）。

　*p, s*は非常に古くから知られている珍種マウスの劣性遺伝子であり，現在まで多くの近交系マウスとして遺伝子が保存されている。*a, b, c, d, ln*以外にも，多くのcoat colorに関与する遺伝子が知られている。

　本文で述べたように，マウスの体色は「毛の色」であって，皮膚の色ではない。マウスの表皮には，原則として色素は存在しない。この点が，ヒトとは大きく異なる。しかし，例外的にマウスにおいては体毛以外の部位にメラニン色素を認めることがある。その部位は，上下の眼瞼の接する部位における表皮と真皮，ヒゲ（vibrissa）周囲の皮膚の真皮，脳室の脈絡叢，ハーダー腺と包皮腺の間質などである。これらの，ごく限られた部位におけるメラニン色素の存在は，Coat color geneticsにおける研究対象となっている。ラットのcoat colorも，マウスと似た機序で遺伝する。

第2章　造血組織（hematopoietic tissue），リンパ組織（lymphoid tissue）

1. 骨髄（bone marrow）

図12に大腿骨の骨髄を示す。ヒトに比べると，細胞成分が多い。骨髄腔のほぼ100%に細胞成分を認める（high cellularity）。巨核球が目立つ骨髄である（図13）。マウス骨髄におけるB細胞の割合は10〜15%，T細胞は0%である。

大腿骨から骨髄細胞を採取し，塗抹標本をMay-Giemsa[※1]染色し，骨髄像を調べたのが下の表である。ヒト骨髄細胞における基準でカウントしたが，ヒトでは見られない分化度を示す分類不能血球があり，それらはカウントしていない。

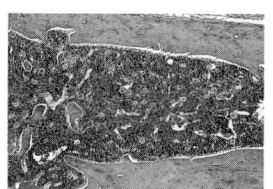

図12 ⇒ P.56

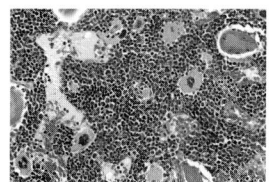

図13 ⇒ P.57

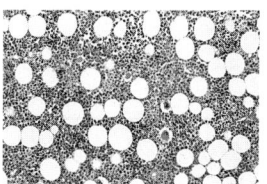

図14 ⇒ P.57

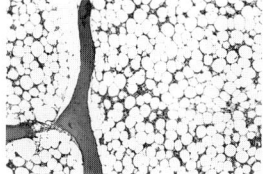

図15 ⇒ P.57

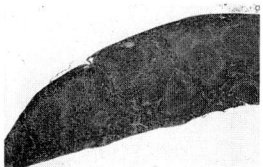

図16 ⇒ P.58

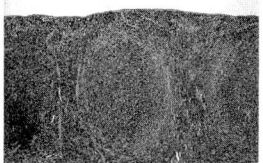

図17 ⇒ P.58

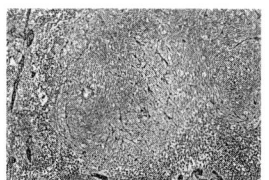

図18 ⇒ P.58

顆粒球系・その他	芽球様細胞		0.6
	骨髄芽球		0
	前骨髄球		0
	好中球	骨髄球	1.1
		後骨髄球	0
		桿状核球	14.8
		分葉核球	13.1
	好酸球		0
	好塩基球		0
	小計		29.6%
	リンパ球		59.0
	単芽球・前単球		0
	単球		6.6
	形質細胞		0.6
	細網細胞		1.1
	骨髄巨核球		0.6
	肥満細胞		0
	破骨細胞		0
赤芽球系	前赤芽球		0
	大赤芽球		0
	正赤芽球	塩基好性	1.1
		多染性	1.6
		正染性	0
	巨赤芽球		0
	小計		2.7%

※1) Richard May（1863-1936）ドイツの医師，Gustav Giemsa（1867-1948）ドイツの化学療法家

以上の結果から、M/E ratio＝29.6/2.7≒11となり、顆粒球系がやや多い。ヒト成人の骨髄におけるM/E比は、3～4が正常とされる。また、この表において、マウス骨髄細胞中のリンパ球が59%と高い割合を占めるが、ヒト乳児骨髄におけるリンパ球の占める割合も約40%と高値を示す。

比較のため、ヒト骨髄を示す（図14）。骨髄の中に、空胞状に見える脂肪細胞を認める。細胞成分が少ない部位では（cellularity 10%）、大部分が脂肪細胞のこともある（図15）。左側には骨梁を認める。

2. 脾臓（spleen）

脾臓の大きさ、重量は飼育状態により大きく変動する。赤脾髄と白脾髄からなり、やや白っぽい円形構造を示すのが白脾髄で、リンパ組織で構成され（図16）、しばしば二次小節を形成する（図17）。脾臓は血流の経過中にあるリンパ組織と考えられ、二次小節には中心動脈を認める（図18、鍍銀染色）。

脾臓には、多くの巨核球が目立ち、髄外造血が行われていることを示す（図19）。脾細胞の65%がB細胞、25%がT細胞である。

開腹したときに、脾臓周囲の脂肪組織に直径1mmほどの小さな赤い点状のものを認めることがある。これは副脾（accessory spleen）である。副脾の出現頻度にはマウスの系統差があり、C57BL/6（32%）、BALB/c（20.5%）およびC3H（0.2%）であることが知られている。

3. リンパ節（lymph node）

側頸部、腋窩、鼠径部などから、体表に近いリンパ節を採取できるが、回盲部付近の腸間膜内に最大のリンパ節がある（図20）。リンパ節にはリンパ小節を認め、リンパ節細胞の70%がT細胞、25%がB細胞で、T, B細胞の構成比は、脾臓と正反対である（図21）。

リンパ節は、胚中心、濾胞域、辺縁洞からなる皮質、T細胞を主体とする傍皮質、および髄質から構成される。

リンパは血液と同じように、体内を循環している。リンパ系は、血管からの組織液をリンパとして回収し、毛細リンパ管に入り、リンパ管を通りリンパ節に到る。そのリンパは、最終的には静脈角から静脈へ流入する。リンパ節へ入るリンパ管は数本であ

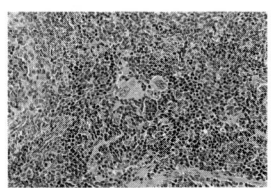

図19 ⇒ P.59

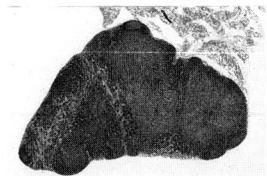

図20 ⇒ P.59

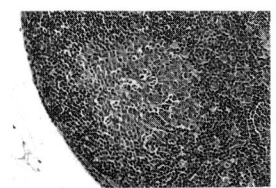

図21 ⇒ P.59

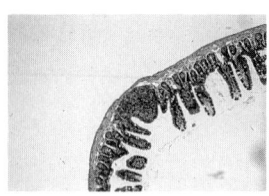

図22 ⇒ P.60

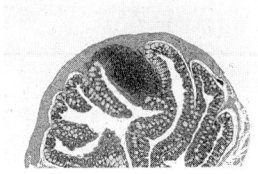

図23 ⇒ P.60

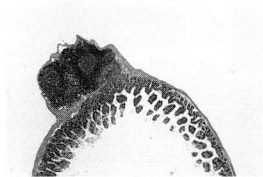

図24 ⇒ P.60

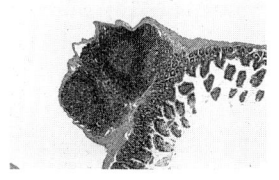

図25 ⇒ P.61

るが，出るリンパ管は1，2本である。

4. パイエル板（Peyer's patch[※2]）

腸管にはリンパ装置が発達しており，MALT（mucosa-associated lymphoid tissue）と呼ばれる。小腸（図22）および大腸（図23）などにも認められ，種々の程度のリンパ装置の発達を示す。これをパイエル板ということがある。

しかしマウスの小腸には，小腸全体で7～9個の肉眼的に観察可能な，径2～4mmの結節が認められ，開腹すると，小腸の外側（漿膜側）に見える。これを一般にはパイエル板と呼ぶ（図24～26）。この実体はfocal lymphoid hyperplasiaである。漿膜下に存在するように見えるが，実際には粘膜下のリンパ組織であり，外側には薄くなった2層の平滑筋が存在する。リンパ球の構成比は60％のB細胞，25％のT細胞であり，脾臓のそれに似ている。

また，盲腸の末端部にも，よく発達したリンパ装置が存在する（図27）。

5. 胸腺（thymus）

幼若期には比較的大きな臓器であるが，加齢とともに退縮（involution）する。マウスでは生後5～10週で小さくなり始める。

胸腺は被膜でおおわれ，皮質および髄質から構成される（図28）。皮質はリンパ球の密度が高く，未熟リンパ球であり（図29），髄質には成熟リンパ球が多く，上皮性細網細胞が存在する。この上皮性細胞の一部は角化傾向を示し（図30），ハッサル小体[※3]と呼ばれる。抗ヒトケラチン抗体で陽性を示す（図31）。

胸腺のリンパ球はT細胞が100％で，B細胞の割合は0～1％である。

胸腺は免疫学的に重要な臓器で，自己のMHC（主要組織適合抗原）を弱く認識するT細胞の正の選択，およびMHCの自己成分と強く作用するT細胞の除去（負の選択）を行う。T細胞の1～3％のみが生き残ると考えられている。死んだT細胞はマクロファージで処理される。

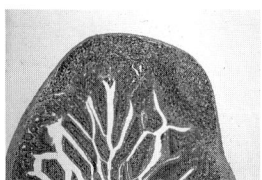

図26 ⇒ P.61

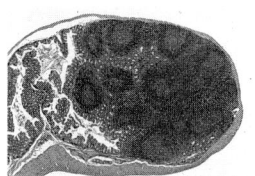

図27 ⇒ P.61

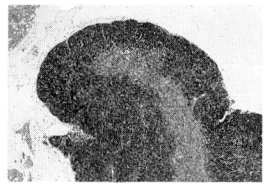

図28 ⇒ P.62

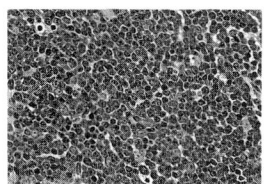

図29 ⇒ P.62

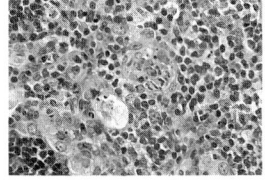

図30 ⇒ P.62

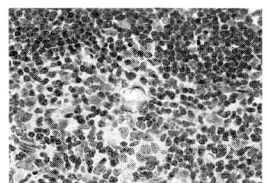

図31 ⇒ P.63

※2) Johann Conrad Peyer（1653-1712）スイスの内科医・解剖学者
※3) Arthur Hassal（1817-1894）英国の医師

第3章　骨 (bone), 関節 (joint), 骨格筋 (skeletal muscle)

1. 骨 (bone)

　骨は骨芽細胞 osteoblast (図32), 骨細胞 osteocyte, 破骨細胞 osteoclast および間質の骨基質からなる。破骨細胞は大きな多核細胞で, 骨髄のマクロファージ由来である。骨細胞は, 骨芽細胞が石灰化基質中に埋め込まれたものである。

　また骨には緻密骨 compact bone (図33) と海綿骨 spongy bone があり, 海綿骨には骨梁を認める (図34)。骨の周囲には線維性の骨膜 periosteum を認める (図34)。骨組織が壊死に陥った場合には, 骨細胞が消失して丸い空隙が残る。

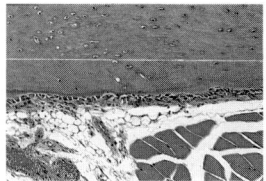

図32 ⇒ P.63

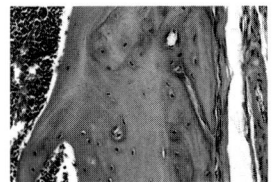

図33 ⇒ P.63

2. 軟骨 (cartilage)

　硝子軟骨, 弾性軟骨, 線維軟骨がある。硝子軟骨は, 関節, 肋軟骨, 気管 (図35), 弾性軟骨は耳介 (図238, P.46参照), 線維軟骨は椎間円板 (図213, P.43参照), 恥骨結合, 関節半月 (図39) 等に認められる。軟骨組織は, 軟骨細胞と周囲の軟骨基質から形成される。軟骨細胞が軟骨基質を分泌し, 軟骨基質は血管を欠く。軟骨組織は, 周囲の軟骨芽細胞から作られるが, 軟骨細胞自身も分裂して増殖する。

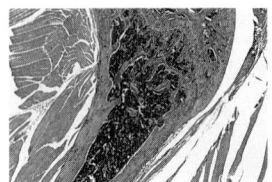

図34 ⇒ P.64

3. 骨格筋 (skeletal muscle)

　横紋筋である。骨格筋細胞は円柱状で長く, 細胞の辺縁に多数の核を有する多核細胞である。随意筋とも呼ばれ, 筋細胞は平行に配列する (図36)。横紋筋が変性, 萎縮する病的状態のときには, 核が連銭状に見えたり, 筋細胞の中央部に認められたりすることがある。

　同じ横紋筋であっても, 舌筋などは筋細胞が複雑に錯走する (図78, P.24参照)。心筋 (図58, P.22参照) も横紋筋であるが, 骨格筋とは構造が異なる。

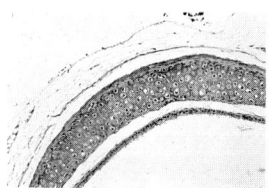

図35 ⇒ P.64

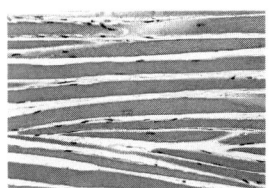

図36 ⇒ P.64

4. 関節 (joint)

図37に膝関節を示す。大腿骨，脛骨，膝蓋骨があり，滑膜，関節軟骨，関節腔等を認める。図38には膝関節の長管骨を結ぶ靱帯および周囲の滑膜を認める。

長管骨（大腿骨）の成長を図39に示す。上から，関節軟骨，骨端部，骨端成長板，骨幹端，骨幹である。骨端部には棘状の新生骨を認め，海綿骨（網状層板骨）が形成されている。

図40の骨端成長板は特徴的な軟骨細胞柱を認める。右から，休止帯，増殖帯，成熟帯，肥大化帯および骨化帯の順である。

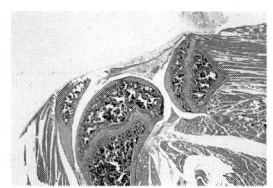

図37 ⇒ P.65

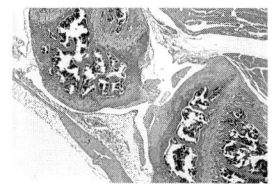

図38 ⇒ P.65

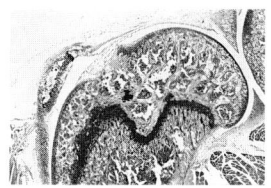

図39 ⇒ P.65

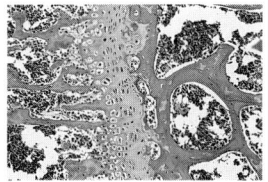

図40 ⇒ P.66

第4章　呼吸器系 (respiratory system)

1. 副鼻腔 (accessory sinus)

副鼻腔は，呼吸に関連する上皮細胞と，その周囲の分泌腺および嗅覚に関与する嗅神経関連細胞から構成されている．ここでは呼吸に関連する構造を述べる．

頭部の前額断標本である（図41）．おもに呼吸上皮からなり，左右に歯を認める．呼吸上皮は線毛を有する上皮細胞でおおわれ（図42），その周囲には分泌腺（混合腺）が発達している（図43）．

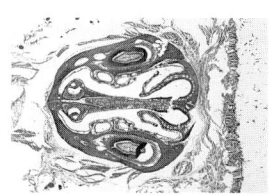

図41 ⇒ P.66

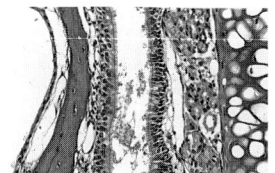

図42 ⇒ P.66

2. 気管 (trachea)

気管は食道の前方に位置し，前方の周囲には軟骨を有するが，後方は平滑筋層である（図44，右側は食道）．気管の表面をおおう上皮細胞は線毛を有する円柱上皮，あるいは細胞質の突出（snout）を有する無線毛上皮で（図45），気管軟骨との間に分泌腺を認める（図46）．分泌腺は気管上皮表面に開口する（図47）．また，食道に接する後方は平滑筋層を認め，壁は平坦ではなく，伸縮に対応できる構造である（図45）．

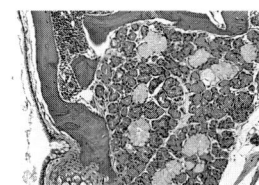

図43 ⇒ P.67

3. 肺 (lung)，気管支 (bronchiole)

マウスの肺は，左1葉，右4葉のことが多い．ヒトでは左2葉，右3葉である．肺の標本作製部位により，多数の気管支が見えたり，見えなかったりする（図48, 49）．

図50に肺胞を示す．ヒト肺胞の基本的な構造は，I型肺胞上皮細胞（呼吸上皮），サーファクタントを分泌するII型上皮，マクロファージ，肺胞中隔には中隔細胞，弾性線維，毛細血管が存在する．血液・空気関門は，呼吸上皮・基底膜・毛細血管内皮細胞からなる（しかし，実際の標本切片において，これらの構造物のすべてを明瞭に観察するのは，しばしば困難である．組織構造の理解のために，ここに述べた）．

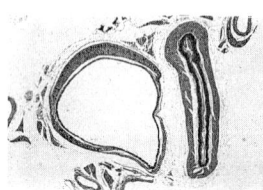

図44 ⇒ P.67

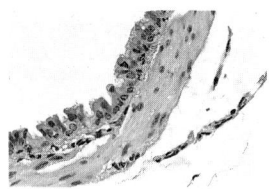

図45 ⇒ P.67

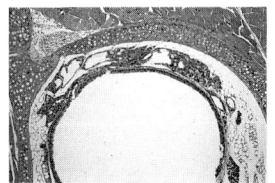

図46 ⇒ P.68

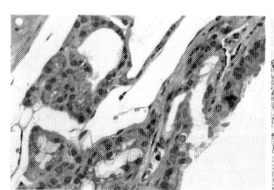

図47 ⇒ P.68

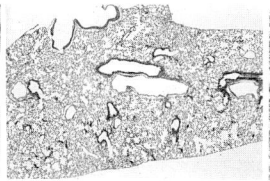

図48 ⇒ P.68

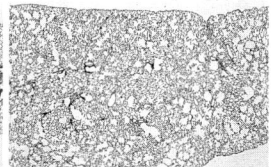

図49 ⇒ P.69

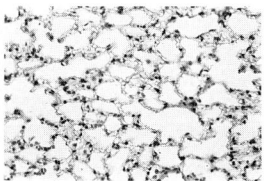

図50 ⇒ P.69

終末気管支の無線毛細胞はapical snoutingを示し，クララ細胞※1と呼ばれる（図51）。マウスでは，クララ細胞は終末気管支のみならず気管までの広範囲に分布する。クララ細胞は，サーファクタント様物質を分泌する。

マウスでは，終末気管支に連続する広い肺胞管（alveolar duct）を認めるが（図52），ヒトではこのように広いスペースは認めない。モルモット，ハムスターにおいても，広い肺胞管が存在する（図53，ハムスターの肺胞管）。

マウスにおいては肺内気管支に軟骨がないが，ヒト，モルモットには認められる（図54）。モルモットにおいては，肺動脈周囲にも特異な構造を認める。

4. 胸膜（pleura）

肺の表面をおおう漿膜で，扁平あるいは立方状の中皮細胞（mesothelial cell）である。肺の表面をおおう臓側胸膜と，胸壁側の壁側胸膜とがある。マウスにおいては扁平な細胞が散在するように見えるが（図55），ラットの胸膜では明瞭な立方上皮として認められることがある（図56）。

ヒトにおいて炎症性刺激などで，胸水中にこの中皮細胞が出現することが多い。この場合の中皮細胞は大型化して，腫瘍細胞との鑑別が必要になることがある。図57は，胸膜炎患者の胸水に認められた腫大した中皮細胞の集団を示す。やや小型の細胞は，炎症細胞（白血球）である（パパニコロー染色※2）。

※1) Max Clala（1899-1966）オーストリアの解剖学者
※2) George Nicholas Papanicolaou（1883-1962）ギリシャ生まれの米国の解剖学者

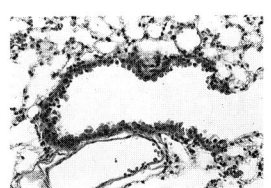
図51 ⇒ P.69

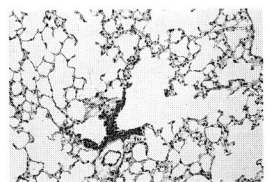
図52 ⇒ P.70

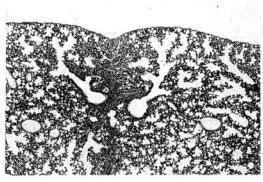
図53 ⇒ P.70

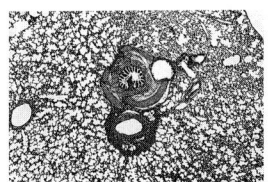
図54 ⇒ P.70

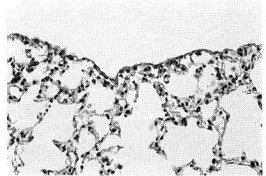
図55 ⇒ P.71

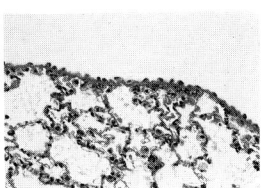
図56 ⇒ P.71

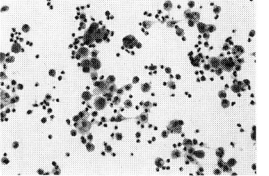
図57 ⇒ P.71

第5章　循環器系 (circulatory system)

1. 心臓 (heart)

　マウスの心臓の基本構造はヒトに似ている。左心室は厚い心筋 (図58) からなり，横紋筋線維で構成される不随意筋である。ヒト心筋細胞は相互に介在板と呼ばれる細胞間結合によって網状に連なっている。

　心筋細胞は核を中心部に持ち，骨格筋のような多核合胞細胞とは異なる。

　左右の心房，心室は弁膜によって分けられている (図59)。弁膜は粗な細胞構成を示し，表面は中皮でおおわれる (図60)。

　マウスの心外膜には，種々の大きさの石灰化巣 (図61) が見られることがある。大きいものは肉眼で見ることができる。石灰化巣の出現はまれではなく，マウス系統により出現頻度に差がある。石灰化は幼若なマウスにも出現し，なんらかの要因で起こる遺伝的に規定されたものであろう。薬物投与実験の評価の際に，石灰化巣の解釈には注意すべきである。マウス以外の動物種においても，心外膜における石灰化巣の形成が知られている。

2. 冠血管 (冠循環 coronary circulation)

　マウス心臓の循環血管は，心筋の中に埋もれている (図62)。ヒトの冠血管は心外膜の漿膜下組織を走るのと対照的である。またヒト冠状動脈の血流は他の血管と異なり，収縮期よりも拡張期により多くの血流が流れる。図63で明らかなように，マウスの冠状動脈は心筋壁 (左心室) の深部に位置し，冠状静脈は比較的表層に存在する。この動静脈の配置により，効率的な血流が得られるのであろう。

　ラット，ハムスターはマウスに似た冠血管の配置であるが，モルモットの冠動静脈は心外膜側を走行することが多い (図64)。

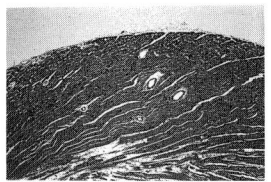
図58 ⇒ P.72

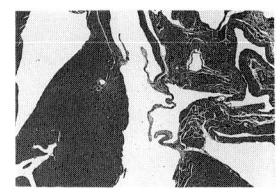
図59 ⇒ P.72

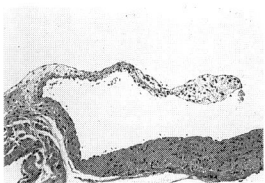
図60 ⇒ P.72

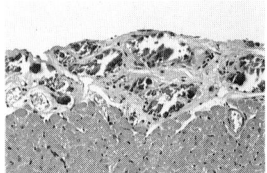
図61 ⇒ P.73

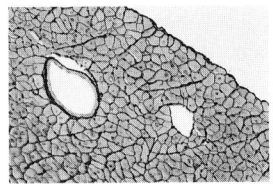
図62 ⇒ P.73

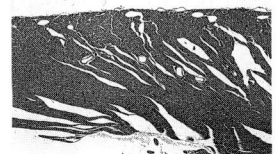
図63 ⇒ P.73

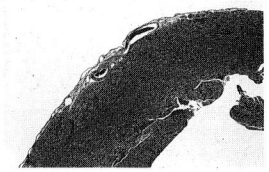
図64 ⇒ P.74

3. 大動脈 (aorta)

大動脈壁はおよそ六層の太い弾性線維から構成される（図65, 66, EVG染色）。弾性線維の間質には平滑筋細胞が存在する（図67, 鍍銀染色にて, 細網線維が黒っぽく, 平滑筋細胞が薄いピンクに染まる）。比較のためヒト大動脈（EVG染色）を図66と同一倍率で示す（図68）。大静脈壁は動脈に比べると明らかに厚さが薄い（図69）。

4. リンパ管 (lymphatic vessel)

リンパ管の壁は静脈壁よりさらに薄く, 内皮細胞から構成される。正常組織におけるリンパ管の観察には, 注意深い鏡検による習熟が必要であろう。図70はリンパ節周囲にみられた多数のリンパ管であるが, 薄い壁の構造を認める。ハムスターの肝臓において門脈域に, リンパ管が容易に観察されることがある（図71）。マウスにおいても同様の場所に細いリンパ管を認める。

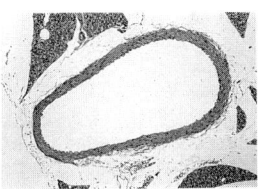
図65 ⇒ P.74

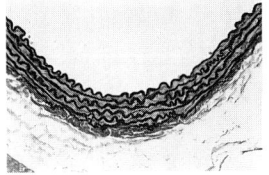
図66 ⇒ P.74

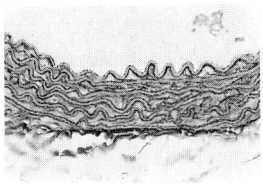
図67 ⇒ P.75

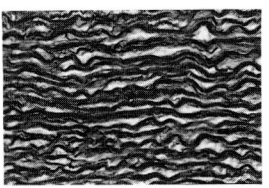
図68 ⇒ P.75

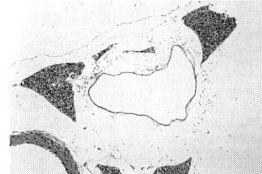
図69 ⇒ P.75

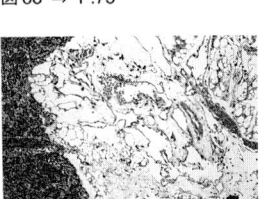
図70 ⇒ P.76

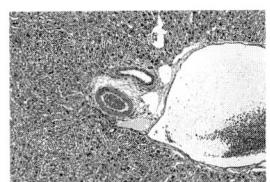
図71 ⇒ P.76

第6章　消化器系（digestive tract）

1. 口唇（lip）

口唇は厚い扁平上皮でおおわれ，肥厚した角質層を認める（図72）。口唇は哺乳動物だけに見られるものである。有毛部位に見られた薄い扁平上皮（図1，P.11参照）とは対照的である。

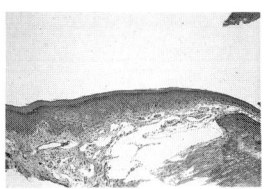

図72 ⇒ P.76

2. 舌（tongue）

舌（ぜつ）には，部位により舌尖，舌体，舌根，舌背（上面），舌下などの名称がある。

舌の表面には多くの糸状乳頭を認め，舌尖から舌根の方向へ乳頭は傾いている。図73では右側が舌尖部である。拡大すると（図74），糸状乳頭の舌根側に半透明の硬いトゲ（ツメ）のような構造物を有することがわかる。また扁平上皮は厚く，顆粒層が認められる。図75は角化しない茸状乳頭に認めた味蕾である。

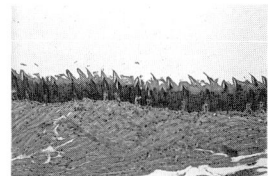

図73 ⇒ P.77

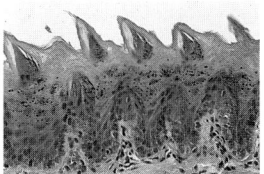

図74 ⇒ P.77

舌盲孔周囲には，多数の味蕾を認め（図76），その周囲には小さな唾液腺（漿液腺および粘液腺）を伴う（図77）。舌筋には複雑に錯走する横紋筋を認める（図78）。また舌尖部の間質には多数のマスト細胞（mast cell）を認め（図79），トルイジン・ブルー染色でメタクロマジーを示す顆粒を有する（図80）。メタクロマジー（異調染色，metachromasia）とは，色素本来の色と異なる色に染まることで，マスト細胞の顆粒は，青色色素で赤紫色に染まったものである。マスト細胞の「マスト」はドイツ語のdie Mast（女性名詞）に由来し，（家畜を）肥やすこと，の意である。ドイツ人の学者が，肥えた実験動物組織にこの細胞を見出したことから，マスト細胞（Mastzellen）と呼ばれる。英語ではドイツ語の転用でmast cellと表記されるが，日本語では近年「肥満細胞」と訳されることが多い。マスト細胞は好塩基球と並んで，アレルギーに関与する細胞であり，肥満とは無関係なので，肥満細胞とはせずにマスト細胞と記した。

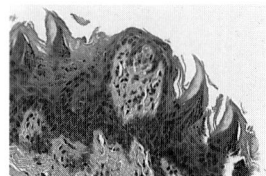

図75 ⇒ P.77

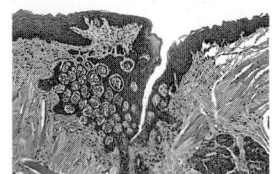

図76 ⇒ P.78

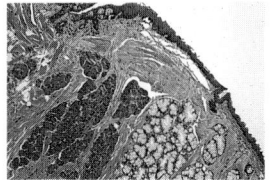

図77 ⇒ P.78

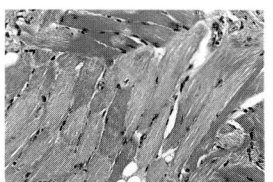

図78 ⇒ P.78

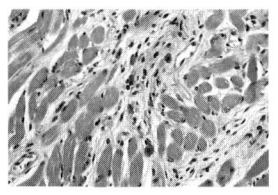

図79 ⇒ P.79

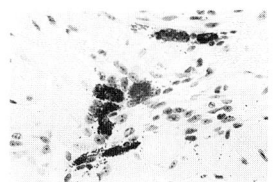

図80 ⇒ P.79

3. 歯（tooth）（図81）

マウス頭部の前額断（縦切り）標本に認めた歯組織である。図41（P.20参照）にも左右2本の歯を認める。マウス上顎の前歯は前下方に向かって生えているので，前額断の標本に"歯の横断面"が認められる。外側から，歯槽骨，エナメル芽細胞，エナメル質，象牙質，象牙前質，象牙芽細胞，歯髄で構成される。マウスにおいては，乳歯が永久歯に生え替わることはない。

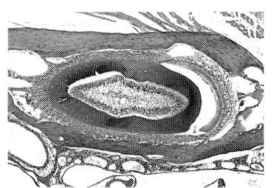

図81 ⇒ P.79

4. 唾液腺（salivary gland）

マウスの場合には，ヒトにおける唾液腺と比べて解剖学的位置が異なり，また著しい性差なども知られているので，ヒトの知見にもとづく説明は必ずしも適切でないかもしれない。しかし理解の便宜を図るため，ここではヒト唾液腺と対応させて説明する。

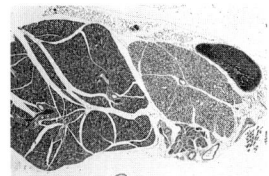

図82 ⇒ P.80

マウスの顎下腺と舌下腺は顎下部に隣接して存在するが，顎下腺のほうが舌下腺よりも大きく，肉眼的にも色調が異なるので区別できる（図82）。

大きな唾液腺として，耳下腺，顎下腺，舌下腺がある。唾液腺には，漿液腺，粘液腺および混合腺とがあるが，マウスとヒトでは，その分布が異なる。

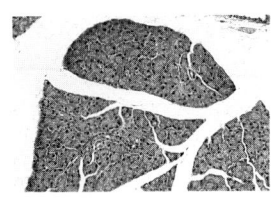

図83 ⇒ P.80

	耳下腺	顎下腺	舌下腺
マウス	漿液腺	漿液腺	混合腺（粘液腺優位）
ヒト	漿液腺	混合腺（漿液腺優位）	混合腺（粘液腺優位）

混合腺とは，漿液腺と粘液腺とが同一腺房内に存在するものであるが，漿液腺が周辺に配置され，漿液半月を形成する。

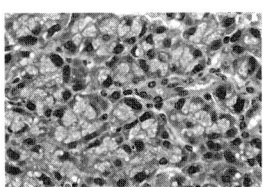

図84 ⇒ P.80

マウスの耳下腺（図83, 84），舌下腺（図85），顎下腺（図86, 87）を示す。

顎下腺においては性差が著しい。雄においては介在部（intercalated tubule）が太く，腺房よりも介在部の占める割合が大きい。介在部にはartifactが強い。幼少の雄マウスにおける顎下腺の構造は，雌マウスのそれに似ている。「介在部」とは，腺房で作られた唾液が導管系を通って排出される途中の導管の名称で，腺房→介在部→線状部→導管と名付けられており，それぞれの部位で形態および機能が異なる。図85に導管系の介在部が見られる。

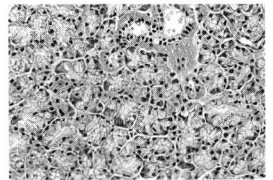

図85 ⇒ P.81

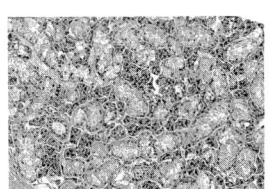

図86 ⇒ P.81

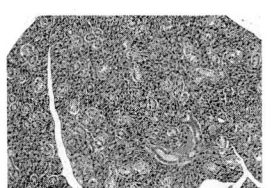

図87 ⇒ P.81

参考のため，ヒト唾液腺における混合腺を示す。図88は漿液腺優位の顎下腺，図89は粘液腺優位の舌下腺である。混合腺における"混合"の割合は，唾液腺の部位により大きく異なる。混合腺においては明瞭な漿液半月（serous demilunes）が認められる。

BALB/cマウス（雄）の耳下腺の一部に炎症細胞浸潤を認めた（図90）。多数の好中球を含む急性耳下腺炎の所見で，腺房および導管系細胞の破壊，変性を伴っている。このような炎症像の解釈には，系統，性，個体，週齢などの差異を考慮する必要があろう。

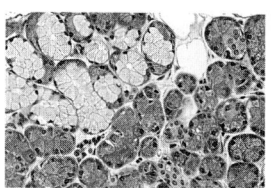

図88 ⇒ P.82

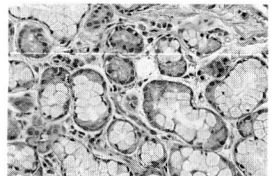

図89 ⇒ P.82

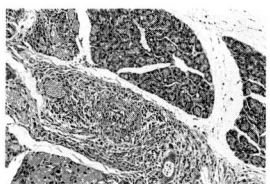

図90 ⇒ P.82

第7章　消化管 (alimentary canal)

　消化管(ここでは食道から肛門まで)は，共通する基本的な構造を有する。その壁は粘膜，筋層，漿膜(または外膜)の三層からなる。

　粘膜は粘膜上皮，粘膜固有層，粘膜筋板，粘膜下組織から構成される。筋層は基本的に平滑筋からできており，「内輪外縦」と呼ばれる二層からなることが多い。内輪外縦とは，内側の筋層が輪状に，外側の筋層は縦走していることをいう。消化管の運動を制御するのは，粘膜下神経叢(マイスナー神経叢[※1])と筋間神経叢(アウエルバッハ神経叢[※2])である。漿膜(または腹膜)は消化器系の臓器を包んでいるもので，中皮細胞からなる。漿膜でおおわれていない部位は，筋層の外側部分を外膜と呼ぶ。外膜という"膜"が存在するわけではなく，線維性の結合組織である。

1. 食道 (esophagus)

　食道壁は粘膜層，筋層，外膜の三層からなる(図91)。食道は漿膜でおおわれていないので，外膜が最も外側の構築物である。食道の粘膜上皮は扁平上皮で，角質層，顆粒層を有する(図92)。ヒトの食道には角質層，顆粒層は存在しない(図93)。

　食道筋層の構成は複雑で，部位によっては「外輪内縦」に見えることがある(図91)。また筋層には明らかに横紋筋が認められ，図94の中央部に筋間神経叢がある。ラットの食道(図95)はマウスのものと似ている。またモルモットにおける食道筋層は，あたかも内縦中輪外縦の三層からなるように見え，筋層の不規則な走行を示すと考えられる。筋細胞には横紋を認め，神経叢は中輪と外縦との間に認める(図96)。

　ヒトおよび他の小動物における食道筋層の構造および構成細胞(平滑筋か横紋筋か)に関しては様々な報告があるが，ここでは作製した標本切片に見られた所見を記した。

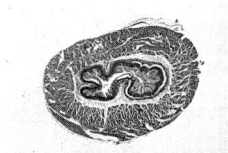

図91 ⇒ P.83

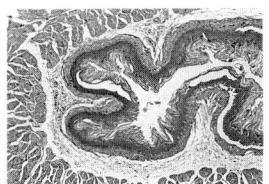

図92 ⇒ P.83

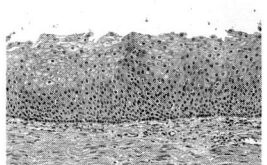

図93 ⇒ P.83

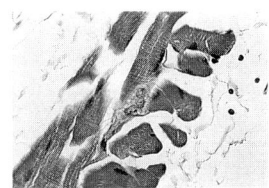

図94 ⇒ P.84

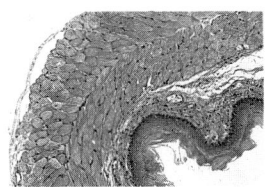

図95 ⇒ P.84

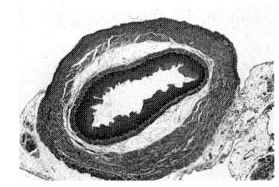

図96 ⇒ P.84

※1)　Georg Meissner (1829-1905) ドイツの解剖学者
※2)　Leopold Auerbach (1828-1897) ドイツの解剖学者

2. 胃 (stomach)

　胃における粘膜上皮は，胃の食道側（胃の約半分）においては食道と同様の角化扁平上皮であるが（図97），幽門部側は腺上皮でおおわれる（図98）。このことは，胃粘膜全体が腺上皮でおおわれるヒトの構造と大きく異なる。マウスの胃体部には，ヒトの胃底腺に類似した構造を認め，その固有胃腺は濃い紫色の主細胞と，薄いピンクの壁細胞が区別される（図99）。前庭・幽門部は筋層が肥厚し（図100）十二指腸へと移行する（図101）。胃から直腸までの筋層は，ほぼ内輪外縦の構造を示し，平滑筋である。胃壁における筋層のこの部位では外縦層が薄くなり，筋層間神経叢を認める（図102）。図103に胃における扁平上皮（左）から腺上皮（右）への移行部を示す。図104は胃底腺（左）から，前庭部（右）への移行部である。胃の最外層は漿膜である（図102）。

3. 十二指腸 (duodenum)

　胃の幽門部に続く十二指腸粘膜は背の高い絨毛状で，粘膜下にブルンネル腺[※3]を認める（図105）。十二指腸に続く小腸は空腸である。ヒトのブルンネル腺の分泌液はアルカリ性で，酸性の胃液を中和する作用がある。十二指腸における固有筋層（平滑筋）は，胃幽門部筋層よりも薄い。

※3）　Johann Conrad Brunner（1653-1727）スイスの解剖学者

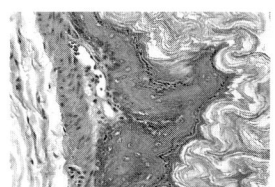

図97 ⇒ P.85

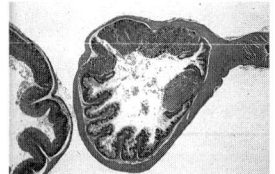

図98 ⇒ P.85

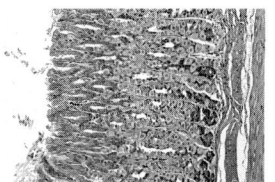

図99 ⇒ P.85

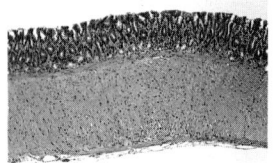

図100 ⇒ P.86

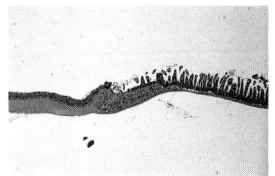

図101 ⇒ P.86

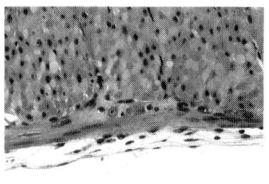

図102 ⇒ P.86

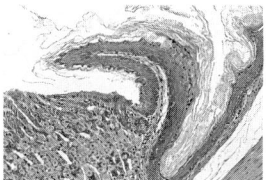

図103 ⇒ P.87

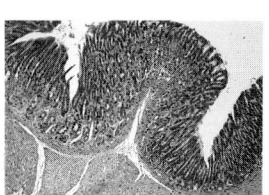

図104 ⇒ P.87

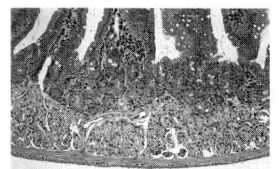

図105 ⇒ P.87

4. 空腸 (jejunum), 回腸 (ileum)

十二指腸に続く小腸は空腸と回腸である。空腸と回腸の移行部に目印があるわけではない。マウスにおいて一般に空腸には輪状ヒダが多く，そのヒダの背は高いが（図106），回腸ではその逆の組織像である（図107）。小腸の上皮は円柱上皮でおおわれる。またgoblet cell（杯細胞，粘液分泌性細胞）は回腸に多く（図108），パネート細胞[※4]は空腸に多いとされる（図109）。小腸における絨毛の形態およびパネート細胞などは，食餌によって変化することが知られている。固有筋層は典型的な内輪外縦構造を示し，最外層は漿膜でおおわれる（図109）。小腸は腸管膜で背側にゆるく固定される（図107）。

5. 大腸 (colon)

大腸は盲腸・結腸・直腸のすべての総称である。結腸とは大腸から盲腸・直腸を除いた部位を指し，上行・横行・下行の三部分からなる。マウスに虫垂はない。

盲腸は盲端になっているために，内腔に糞便を容れる。盲腸における腸腺の発達は，結腸に比べると不十分である（図110）。盲腸の末端部には，発達したリンパ装置があることは図27（P.17参照）に示した。

大腸では，粘膜上皮は背の高い絨毛状となり（図111），粘膜関連リンパ組織（MALT）を認める（図23, P.16参照）。また杯細胞の発達が著明である（図112）。筋層は内輪外縦で，外縦の筋層が薄い。筋層間には神経叢を認める（図112）。また小腸と同様に，大腸も腸間膜でゆるく背部に固定される（図111）。腸間膜の"間膜"は，腹腔内臓器に認められる膜様構造で，表面は腹膜（漿膜）でおおわれ，脂肪組織を含むことが多い。臓器をゆるやかに固定する役割を果たすが，"間膜"の中央部には，動・静脈，リンパ管などが存在し，臓器の栄養を司る重要な役割を担う。

※4) Joseph Paneth（1857-1890）オーストリアの生理学者

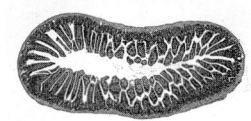

図106 ⇒ P.88

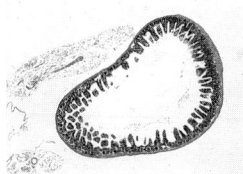

図107 ⇒ P.88

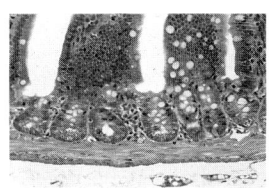

図108 ⇒ P.88

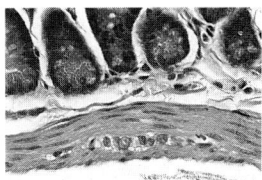

図109 ⇒ P.89

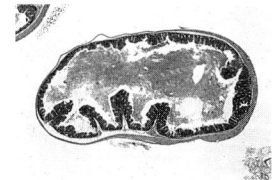

図110 ⇒ P.89

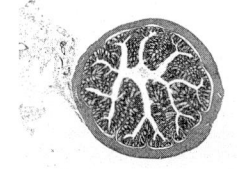

図111 ⇒ P.89

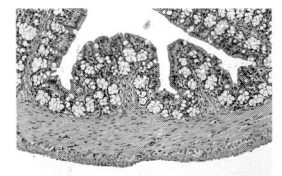

図112 ⇒ P.90

6. 横隔膜 (diaphragm), 腹膜 (peritoneum)

　横隔膜は胸腔と腹腔とを隔てる膜様の組織である。中心部は肉眼で半透明の膜様に見える部位で，膠原線維からなる（図113）。その腱様部は，周辺部において筋組織（筋様部）へと移行する（図114）。筋様部は横紋筋で構成される（図115）。

　横隔膜の両側は，胸膜および腹膜でおおわれ，通常は扁平な一層の上皮として見える。腹膜は漿膜ともいわれ，胸膜と同様に中皮細胞からなる。健常な状態では一層の扁平な上皮として見えるが，見えにくいことも多い（図113, 115）。しかし組織が人工的に変形したり，炎症等の刺激が加わったりすると中皮細胞が明瞭に見えるようになることがある。図116はヒトの鼠径ヘルニア嚢（hernia sac）の組織であるが，内腔は一層の立方上皮細胞（中皮細胞）でおおわれている（図117）。腹膜炎などにおいて腹水が貯留する場合，胸水と同様に多数の中皮細胞が出現することがある（図57, 胸膜の項参照，P.21参照）。

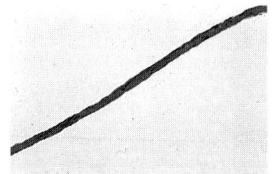

図113 ⇒ P.90

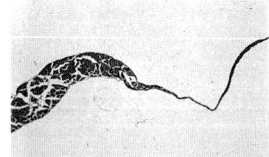

図114 ⇒ P.90

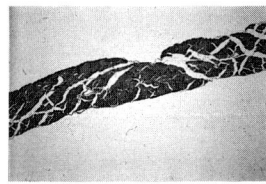

図115 ⇒ P.91

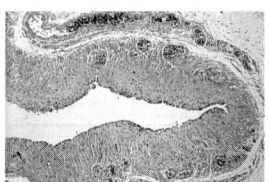

図116 ⇒ P.91

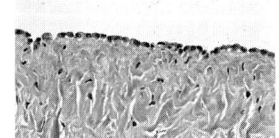

図117 ⇒ P.91

第8章 肝臓 (liver), 胆嚢 (gallbladder), 膵臓 (pancreas)

いわゆる肝胆膵で, 消化器関連の臓器である。

1. 肝臓 (liver)

マウスの肝臓は5葉 (lobes) に分葉しているといわれるが, 分葉構造は不明瞭なこともあり, 少なくとも13パターンの分葉を認めるという報告もある。マウスの肝重量は雌のほうが雄よりも重い。

肝門部には, 固有肝動脈, 門脈, 肝管 (胆汁が流出する) がある。肝組織はヒトのものと似ており, 肝小葉で構成され肝細胞索が形成される。肝小葉の中心部には中心静脈を認め, 小葉間結合組織 (portal tract, portal triads あるいは Glisson's capsule[※1]) には動脈, 静脈, 胆管を容れる。

図118に肝小葉の基本単位を示す。肝細胞はやや大型の核を有し, 立方形あるいは多角形の胞体を認める (図119)。

図120に門脈域 (グリソン鞘) (portal triads) を示す。動脈, 静脈, 胆管を区別できる。図121は肝門脈域の鍍銀染色で, 動脈 (壁に細網線維を認める), 静脈 (広く拡張している), 胆管 (細い管状で周囲に細網線維があり, 内腔は立方上皮) の区別が容易になる。細いリンパ管も認められる。

図122は肝組織の鍍銀染色であるが, ヒト肝組織 (図123, C-type hepatitis, minimal change) と比較すると明らかに細網線維の配列が異なることがわかる。ヒトでは肝細胞の周囲を一様の太さの線維が取り巻き, 肝細胞索を形成するのに対して, マウスでは細い細網線維は必ずしもすべての肝細胞周囲には存在せず, ヒトで見られたような肝細胞索の配列は見られない。さらにマウスにおいては細網線維の太さが一様でなく, 所々に太い線維の不規則な分布を示し, ヒトとは異なる肝細胞の構築を思わせる。

また図124に見られるように, 肝被膜に石灰化巣を認めることがある。これは心外膜表面に見られたものと同様の変化であろう (図61, P.22参照)。

[※1] Francis Glisson (1597-1677) 英国の医師・解剖学者

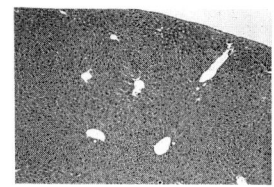

図118 ⇒ P.92

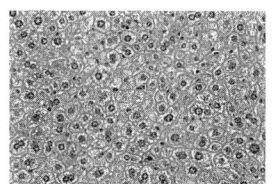

図119 ⇒ P.92

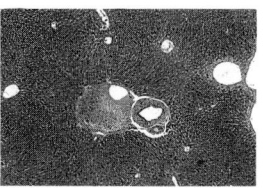

図120 ⇒ P.92

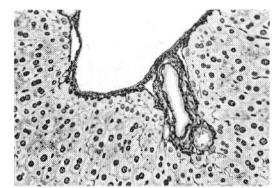

図121 ⇒ P.93

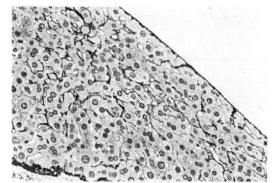

図122 ⇒ P.93

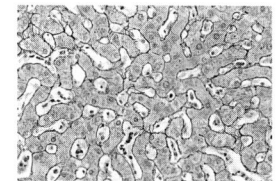

図123 ⇒ P.93

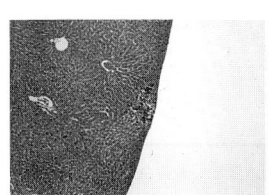

図124 ⇒ P.94

肝組織はわずかな原因で変性を受けやすいが、組織標本を作製する場合に灌流固定を行うと、比較的肝細胞の変化は少ない。頸椎捻挫法でマウスを瞬時に処理して、その直後に肝組織をホルマリン固定液に入れても、図125に見られるような変化を生ずることがある。ここでは中心静脈周囲の肝細胞が、種々の程度に空胞変性、壊死性変化等を受けているのが認められる。薬物投与実験などにおいて、肝組織の変化を評価する際には注意が必要であろう。

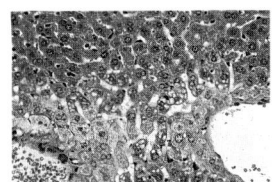

図125 ⇒ P.94

2. 胆嚢 (gallbladder)

半透明の袋状の臓器である（図126）。胆管は十二指腸に開口する。粘膜は一層の立方上皮からなり、平滑筋の筋層を有する（図127）。腹腔側は扁平な漿膜細胞でおおわれ、間膜でゆるやかに保持される。胆嚢壁にマスト細胞が認められる（トルイジン・ブルー染色、図128）。

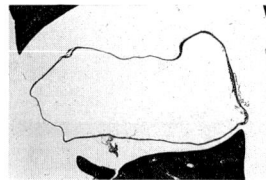

図126 ⇒ P.94

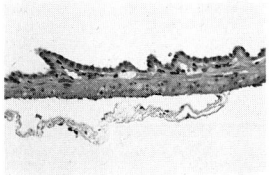

図127 ⇒ P.95

3. 膵臓 (pancreas)

膵臓には膵液を分泌する腺房、膵液が通る膵管があり、これらは外分泌に関与する。また内分泌機能を有するランゲルハンス島[※2]が存在する（図129）。

ランゲルハンス島の存在は、腺葉の部位により大きく異なる。膵臓の標本を作製すると、多数のランゲルハンス島が出現する切片が得られる場合と、ほとんど見られない部位とがある。ランゲルハンス島の大きさは様々である（図130）。ランゲルハンス島の拡大図を示す（図131）。ヒトにおいては、ランゲルハンス島にはA、B、D細胞があり、A；グルカゴン、B；インスリン、D；ソマトスタチンなどを分泌する。

腺房の中心部には、導管の始まりの部分が存在するが、細くて見えないことが多い。腺房を構成する細胞の基底部は紫色で、頂部は顆粒状で淡染する（図132）。膵液は導管を通り十二指腸に排出される（図133）。

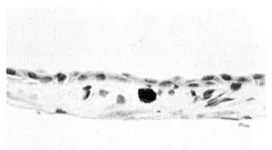

図128 ⇒ P.95

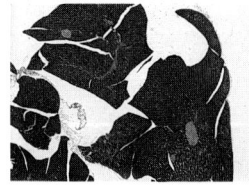

図129 ⇒ P.95

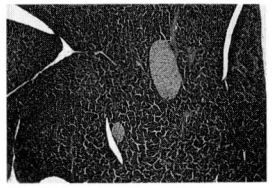

図130 ⇒ P.96

[※2] Paul Langerhans (1847-1888) ドイツの医師・解剖学者

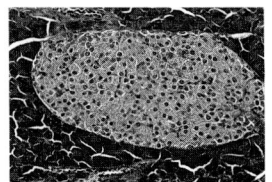

図131 ⇒ P.96

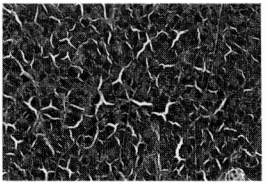

図132 ⇒ P.96

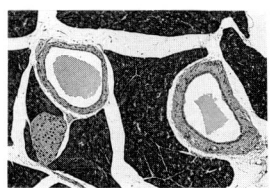

図133 ⇒ P.97

第9章　腎臓 (kidney), 尿管 (ureter), 膀胱 (urinary bladder)

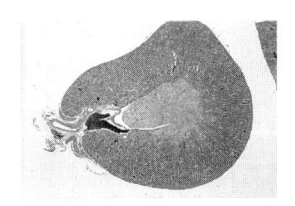

1. 腎臓 (kidney)

腎臓は皮質と髄質に分かれる。糸球体, ボーマン嚢[※1], 近位尿細管, ヘンレ係蹄[※2], 遠位尿細管などがある。腎乳頭において集合管 (乳頭管) が腎盂へ開く。図134は腎の横断面であるが, 皮質, 髄質, 腎乳頭, 腎盂, 腎動脈, 腎静脈が認められる。

腎小体とは糸球体と糸球体嚢 (ボーマン嚢) を合わせた名称であるが, ここでは腎小体のことを慣習に従い糸球体と呼ぶ。

マウスにおいては, 雄の腎臓は常に雌のものより大きい。またマウスでは糸球体の数, 体積 (面積) ともに, ヒトを含む他の動物のものより小さい。同一の拡大倍率で他の動物種と糸球体の大きさを比較してみると, マウス (図135), ヒト (図136), ラット (図137), モルモット (図138), ハムスター (図139) となり, マウスの糸球体が最も小さいことがわかる。マウスの糸球体を二倍に拡大すると, ヒトと同じくらいの直径となる (図140)。

近位尿細管の上皮には刷子縁 (brush border) を認め, 尿細管の表面積を広げ, 尿成分の再吸収に重要な役割を果たしている。PASあるいはPAM染色等で明瞭に刷子縁を観察することができる (図141, 142)。

[※1] William Bowman (1816-1892) 英国の眼科医・解剖学者
[※2] Friedrich Gustav Jacob Henle (1809-1885) ドイツの病理学・解剖学・組織学者

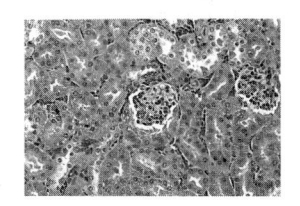

図134 ⇒ P.97
図135 ⇒ P.97
図136 ⇒ P.98 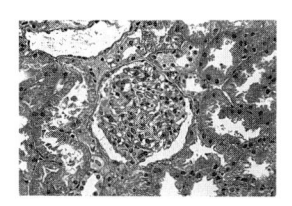
図137 ⇒ P.98 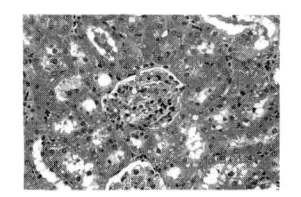
図138 ⇒ P.98 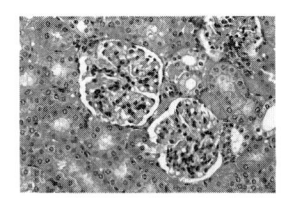
図139 ⇒ P.99 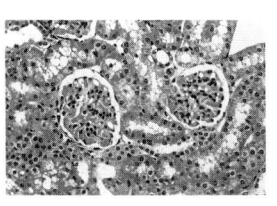
図140 ⇒ P.99 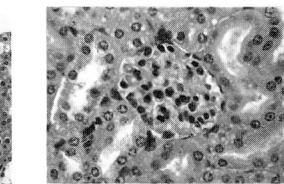
図141 ⇒ P.99 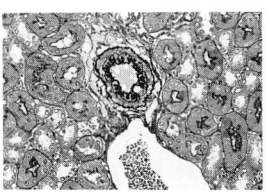
図142 ⇒ P.100

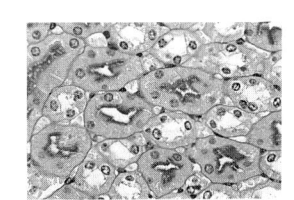

ヒトと大きく異なるのは，ボーマン嚢の細胞が雄では立方状で一部に刷子縁を有することである（図143）。性差があり，雌・幼若マウス・去勢雄マウスでは扁平である（図140）。ここで述べたマウス以外の動物種における糸球体には雌雄差を認めなかった。ヒトおける糸球体の数は生下時に決まっており，糸球体の数が増加することはない。手術等で片側の腎臓を失うと，他側腎の糸球体は代償的腫大を示し，腎臓自体も大きくなる。

2. 腎盂（renal pelvis），尿管（ureter）

腎臓で作られた尿は腎盂に集められ，尿管を通り膀胱へ行く。腎盂（図144）および尿管（図145）は三〜六層の移行上皮でおおわれ，表層の細胞は伸縮に適応するために大型化している。尿管の壁には平滑筋層を認める。

3. 膀胱（urinary bladder）

内腔はヒダ状となり（図146），一〜三層の特に大型化した移行上皮でおおわれる（図147）。この構造が内腔容積の変化に対応することを可能にしている。ヒトにおける移行上皮は，マウスにみられるような大型化した細胞ではない。壁は不規則に配列する平滑筋からなり，外側の表面は腹膜（漿膜）でおおわれる。漿膜側の膀胱壁には"割れ目"状の構造を認め，伸縮に対応すると思われる。子宮（図163，P.38参照）にも同様の"割れ目"構造がある。ヒト腎癌（腎細胞癌）の多くは，近位尿細管細胞が起源と考えられている。Grawitz腫瘍[※3]と呼ばれることもある。それに対して，腎盂・尿管・膀胱に生ずる癌の組織型は，移行上皮癌のことが多い。

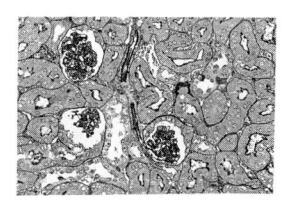

図143 ⇒ P.100

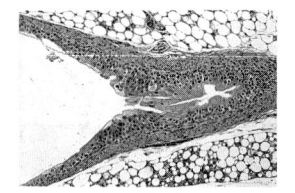

図144 ⇒ P.100

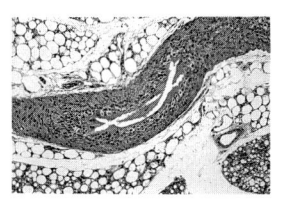

図145 ⇒ P.101

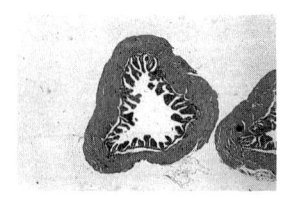

図146 ⇒ P.101

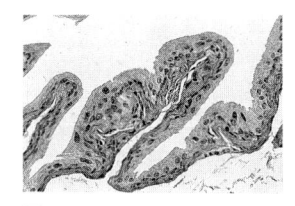

図147 ⇒ P.101

※3） Paul Albert Grawitz（1850-1932）ドイツの病理学者

第10章　雄性生殖器
（male reproductive organs）

1. 陰茎（penis）

周囲には鞘状の包皮を認め，包皮の内面は扁平上皮でおおわれ，厚い淡明層がある。陰茎の表面も扁平上皮で，明瞭な厚い淡明層および顆粒層を有する（図148）。すなわち，包皮と陰茎とが接する両者の扁平上皮の表面は厚い淡明層からなり，両者ともに顆粒層を認める（図149）。

また陰茎の表面は強い凹凸を形成し，凹部には太い半透明の突起物を多数認める（図150）。この図148の陰茎周囲には66本の突起物がある。突起物は同心円構造を示し，陰茎の勃起時には突起物は外表面に突出すると考えられる（図151）。

陰茎の中心部には尿道，陰茎骨およびそれを取り巻く尿道海綿体を認める（図148）。雄マウスの陰茎には陰茎骨がある。また雌マウスの陰核には陰核骨を認める。陰茎の粘膜下には全周性の陰茎海綿体がある（図150）。尿道表面は移行上皮でおおわれ，尿道内腔には分泌物がある。包皮腔には包皮腺の分泌物を認める（図151）。

2. 包皮腺（preputial gland）

下腹部の皮膚と腹筋との間に存在する一対の腺である。皮膚を剥離すると，大きく扁平な形状を示す包皮腺を，肉眼で容易に見ることができる。ヒトにはない臓器なので，包皮腺の存在を知らなければ見逃すことになる。

組織は多嚢胞構造を示す高度に発達した皮脂腺で，無核となった脂腺細胞を包皮腔に全分泌（holocrine）する（図152）。嚢胞の表面は二～五層の扁平上皮でおおわれ，顆粒層を欠く（図153）。有色マウス（C57BL/6など）においては，包皮腺周囲の間質にメラニン含有細胞を認める（図154）。

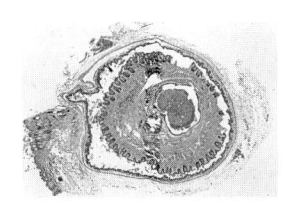

図148 ⇒ P.102

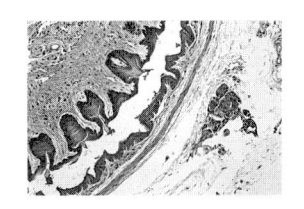

図149 ⇒ P.102

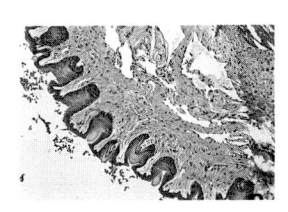

図150 ⇒ P.102

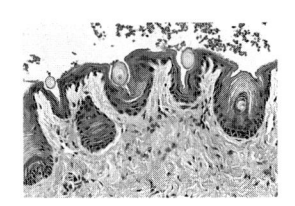

図151 ⇒ P.103

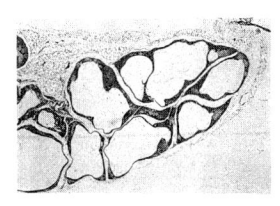

図152 ⇒ P.103

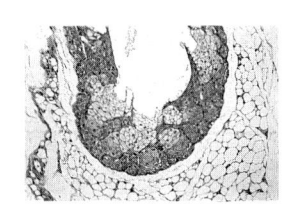

図153 ⇒ P.103

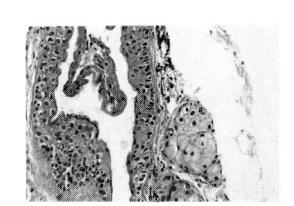

図154 ⇒ P.104

3. 精巣 (testis)

多数の精細管からなる。図155に精細管の横断面を示す。精細管の外側から，基底膜，精祖細胞，精子細胞，精子の順で内腔側へ並ぶ（図156）。精細管を横断面で観察すると，精子発生の様々な過程が認められる。その発生段階（すなわち精細管における細胞の上下の重なり方）は「ステージ」と呼ばれ，固有の重なり方が認められる（図156）。動物種により，ステージの数は数段階から10数段階に分類されている。ヒトの場合には，各ステージの段階が精細管内に不規則に配列するために，横断面には二～四つのステージが見えるが，マウス・ラットなどでは，精細管の中に各ステージの細胞が順番に並ぶので，横断面には一種類のステージのみが認められることになる。

精祖細胞の周囲あるいは基底膜側には，セルトリ細胞[1]があり，核がやや不規則な形態を示すので，他の細胞と区別できる（図157）。

ライディヒ細胞[2]は，精細管周囲の結合組織中に存在する細胞集団である（図155）。ヒトではテストステロンを分泌する内分泌細胞であることが知られている。

4. 前立腺 (prostate)

前立腺は膀胱周囲にあるが，肉眼ではわかりにくい臓器である（図158）。マウスにおいてはdorsal prostateとventral prostateとがある。粘膜上皮は分泌能を有し，腔内に分泌物を容れる。上皮は内腔に不規則な突出を示す。上皮細胞の直上には空胞を認め，核は濃染する。前立腺の構造は，凝固腺（coagulation glands）に似ている。

5. 精嚢腺 (vesicular glands)

ヒトではseminal vesicleと呼ばれる。マウスでは腹腔内に大きく突出する左右一対の白色臓器である。精嚢腺の一部が凝固腺と呼ばれる。内腔に分泌物を容れる大型の腺で，粘膜上皮は網状，蜂巣状あるいは乳頭状の構造を示す（図159）。円形の核は基底側

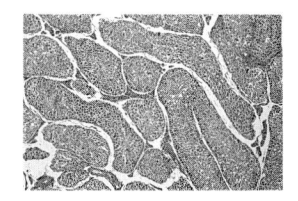

図155 ⇒ P.104

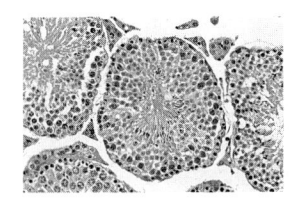

図156 ⇒ P.104

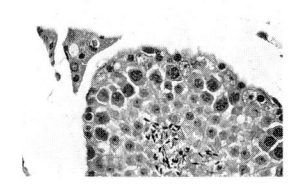

図157 → P.105

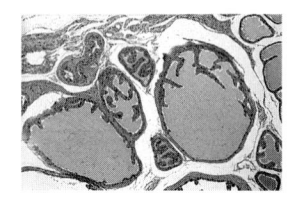

図158 ⇒ P.105

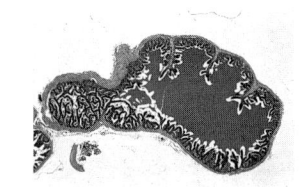

図159 ⇒ P.105

---

[1] Enrico Sertoli (1842-1910) イタリアの組織学者
[2] Franz von Leydig (1821-1908) ドイツの解剖学者

に並び，上部は空胞状を呈し，内部に赤色顆粒を有する（図160）。腺の周囲は数層の平滑筋細胞で囲まれる。ヒトにおいて，分泌物はアルカリ性で黄色を呈し，果糖，プロスタグランディンを多く含む。

　この精嚢腺および前述の前立腺の解剖学的位置・構造は，ヒトのそれに対応しないことが多く，解剖学的名称などが統一されていない。

6. 精巣上体（epididymis）

　精路は長く，その構造は複雑で，組織構造は部位により大きく異なる。ここに示すのは精巣上体の一部である。曲がりくねった精巣上体管があり（図161），線毛あるいは不動毛を有する一層の立方上皮または円柱上皮でおおわれる。内腔には多数の精子を容れる。基底側には所々に基底細胞を認める（図162）。

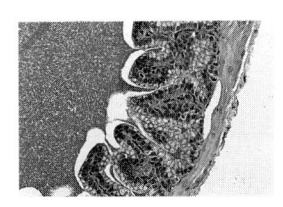

図160 ⇒ P.106

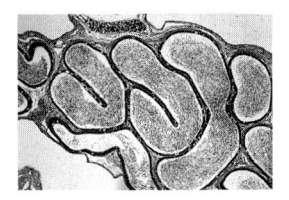

図161 ⇒ P.106

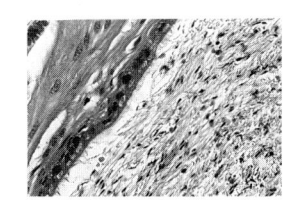

図162 ⇒ P.106

第 11 章　雌性生殖器
（female reproductive organs）

1. 子宮（uterus）

　マウスは双角子宮を有する。左右一対の長い子宮で，それらの先端に卵巣がある。子宮口は一つである。子宮体部は長いので子宮間膜があり，間膜は子宮をゆるやかに背側に固定し，間膜の中には脈管を認める（図163）。子宮壁は外側から漿膜，筋層，内膜で構成される。子宮筋層は平滑筋からなり，内輪外縦構造を示す。

　図163に子宮の上部（双角子宮の卵巣側）を示す。筋層が二層からなり，漿膜側には"割れ目"があり伸縮に対応すると考えられる（図164, 166）。この"割れ目"は膀胱においても見られたものである（図146, P.34参照）。子宮間膜内にも平滑筋層は連続しており，妊娠時に対応する構造である。図164は図163のやや下部で，双角であることがわかる。中央部には子宮間膜を認める。図165は子宮頚部付近の子宮壁で，左右の子宮筋層は連続している。図166は子宮内膜で，内膜腺を認め密な間質細胞を伴う。

2. 卵巣（ovary）

　卵巣は左右一対，計2個ある。マウスの卵巣は，卵巣全体がカプセルに包まれており腹腔との交通はない（図167）。薄いカプセルの周囲は脂肪組織である。ヒトの卵巣が腹腔に露出しているのと対照的である。卵巣には原始卵胞から成熟卵胞まで，多数の卵胞を認める（図168, 169）。間質には黄体を認める（図170）。マウスの卵胞には，通常1個の卵細胞を認めるが，1個の卵胞に2〜5個の卵細胞を有することもある。図171は妊娠19日目の卵巣で，腫大した黄体を認め，妊娠時においても活発な卵胞形成がある。図172に妊娠黄体の拡大像を示す。

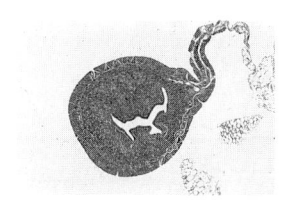

図163 ⇒ P.107

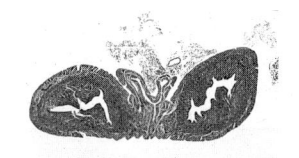

図164 ⇒ P.107

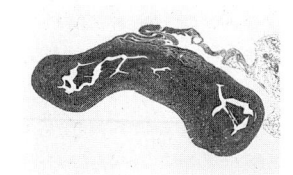

図165 ⇒ P.107

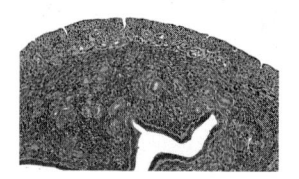

図166 ⇒ P.108

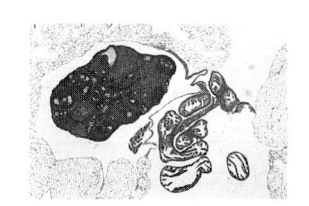

図167 ⇒ P.108

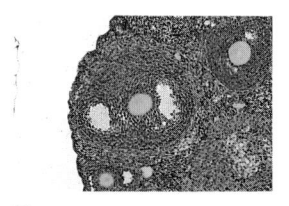

図168 ⇒ P.108

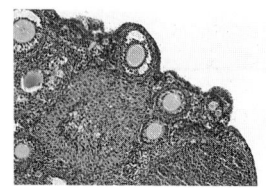

図169 ⇒ P.109 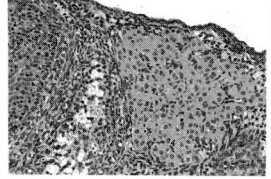　　図170 ⇒ P.109 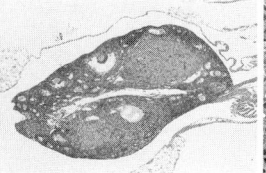　　図171 ⇒ P.109 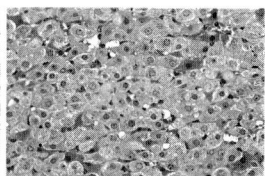　　図172 ⇒ P.110

3. 卵管 (uterine tube)

　卵巣を取り巻くカプセルの内部に, 卵管采が顔を出すような形で突出している (図167)。卵管采に続く卵管は, 曲がりくねった1本の管からなる。卵管采 (図173) と卵管 (図174) において, 内腔は線毛を有する一層の立方上皮でおおわれ, 核上あるいは核下空胞を認める。

4. 妊娠時の子宮 (gravid uterus)

　妊娠19日目の子宮を示す。胎児を容れる部位の子宮壁は極めて薄くなり, 二層の筋層の間に脈管を認める。子宮内膜の厚さも薄くなり, 内膜上皮細胞のみで間質細胞はほとんど認めない (図175)。しかし, 卵巣に近い側の胎児を容れていない部位の子宮内膜は肥厚し, 内膜腺の蛇行, 拡張, 間質の高度の浮腫, 脈管の拡張を見る (図176)。また子宮筋層における内側層の平滑筋組織も浮腫状の変化を示す (図177)。

5. 乳腺 (mammary glands)

　雌マウスには通常5対の乳頭, 乳腺がある (6対のこともある)。乳腺は頚部, 腋窩部, 下腹部, 鼠径部の皮下脂肪組織の中に認める (図178, 179)。非妊娠時の乳腺の発達は, マウス系統によって大きく異なる。雄マウスにおいても, 不十分ながら乳管の発達を認めるが, 乳頭はない。また非妊娠時においては乳管 (mammary duct) は認めるが, 小葉 (lobule) はほとんど見られない (図178, 179)。ヒトにおける乳癌の多くは乳管から発生し, 乳管癌 (ductal carcinoma) と呼ばれる。

　妊娠時には小葉の著しい増生を認め, 乳汁が分泌される。妊娠19日目には, 皮下組織に著しく発達した乳腺を認め, 横紋筋の中にも乳腺組織が進展する (図180)。小葉においては旺盛な乳汁産生があり, 乳管の中には乳汁を容れる (図181)。

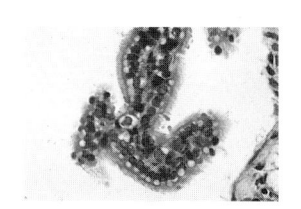

図173 ⇒ P.110

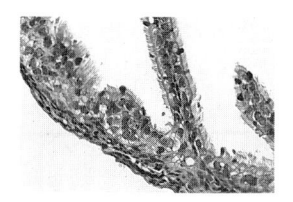

図174 ⇒ P.110

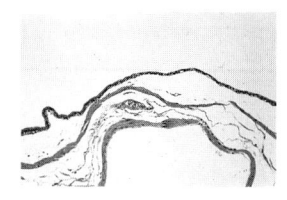

図175 ⇒ P.111

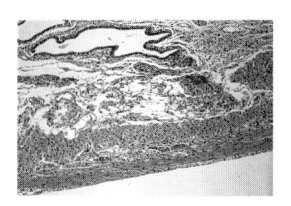

図176 ⇒ P.111

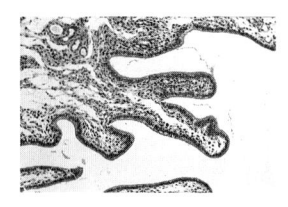

図177 ⇒ P.111

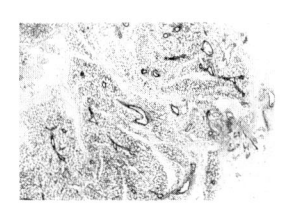

図178 ⇒ P.112

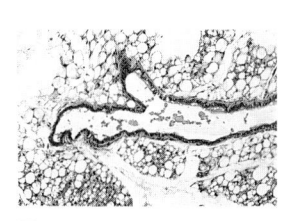

図179 ⇒ P.112

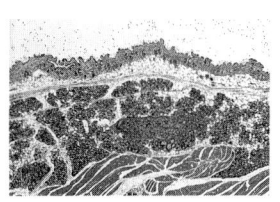

図180 ⇒ P.112

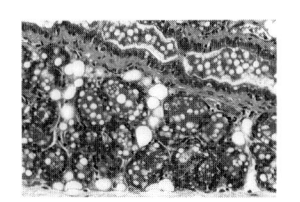

図181 ⇒ P.113

6. 胎盤 (placenta)

　マウスの胎盤は盤状胎盤で（図182），ヒトの胎盤に似ている。盤状胎盤を示す動物は，ヒトを含む霊長類，コウモリ，マウスを含む齧歯類などである。胎盤の形状には肉眼的に分類すると，盤状胎盤の他に散在生胎盤（馬，豚），子葉状（叢毛）胎盤（ウシなどの反芻類），および帯状胎盤（食肉類）などがある。

　マウス胎盤の構造は，大小不規則な形状の血液を容れる空隙からなる。その周囲の細胞は大小不同の核や，明らかな核小体を有し，ヒトの栄養胚葉（trophoblast）に似ている。空隙を隔てる壁の厚さは極端に薄い部位もあり，栄養およびガス交換が行われていると思われる。また間質には，しばしば小石灰化巣を認める（図183）。図184は胎盤の子宮壁への付着部位を示す。図185は胎盤の表層で，上方へ伸びる胎嚢を示す。

　臍帯（umbilical cord）には，4本の脈管構造を認める（図186, 187）。ヒト臍帯における脈管は，通常3本である。

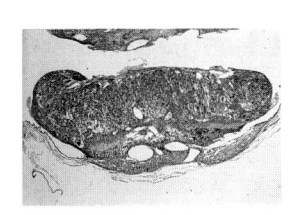

図182 ⇒ P.113

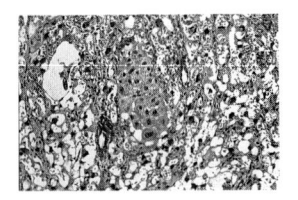

図183 ⇒ P.113

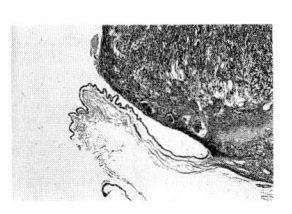

図184 ⇒ P.114

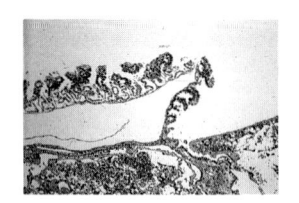

図185 ⇒ P.114

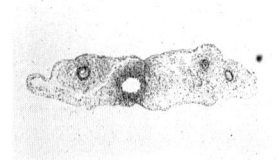

図186 ⇒ P.114

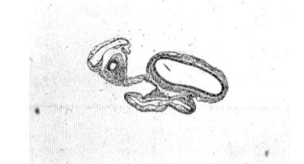

図187 ⇒ P.115

7. 胎児（fetus）

妊娠19日目の胎児（雌）である。妊娠後期になると，ほぼ成体と同様の解剖学的構造および組織像を示す。

横断面； 心臓，脊柱，背部（図188），肺（図189），心筋（左心室，図190）。肝臓（図191）には，肝細胞および小型の髄外造血細胞を認める。

矢状断； 鼻部，口腔，舌（図192），腎臓，肝臓，膵臓，腸管，子宮（図193），腸管が腸管膜でゆるやかに連結されていることを示す（図194）。腎臓（図195），胸腺，肋軟骨（図196），皮膚，毛根原基，褐色脂肪体（図197）。濃い赤色を示す横紋筋。皮膚には顆粒細胞層を認めるが，生後，体毛が揃った状態では（図2, P.11参照）顆粒層は認められなくなる。

尾，肛門，膣，尿道（図198）を認める。

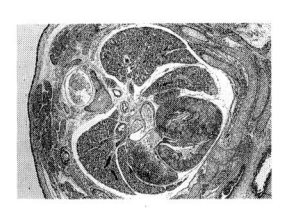

図188 ⇒ P.115
図189 ⇒ P.115 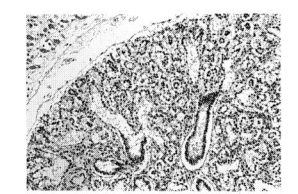
図190 ⇒ P.116 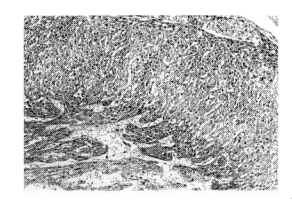
図191 ⇒ P.116 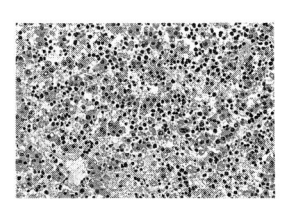
図192 ⇒ P.116 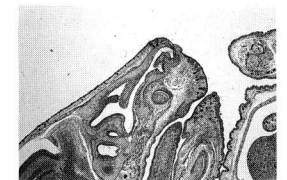
図193 ⇒ P.117 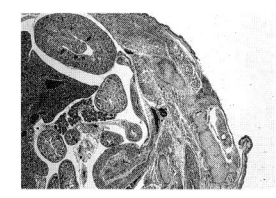
図194 ⇒ P.117 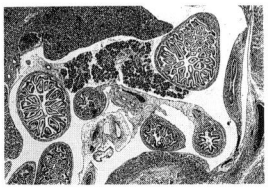
図195 ⇒ P.117 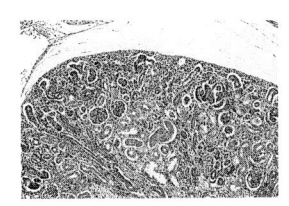
図196 ⇒ P.118 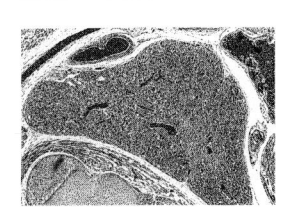
図197 ⇒ P.118 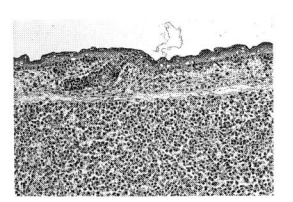
図198 ⇒ P.118

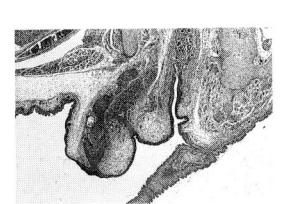

第12章　内分泌器官（endocrine organs）

1. 副腎（adrenal gland）

マウスの副腎はヒトの副腎と類似の構造を認める。皮質と髄質とがある（図199）。皮質は球状帯，束状帯，網状帯に分かれる（図200）。髄質（図201）は交感神経由来と考えられている。髄質には太い静脈がある。このことは，血液が皮質側から流入し，髄質から出ていくことを示している。対照としてヒト副腎を示す（図202, 203）。

2. 甲状腺（thyroid gland）

気管と接するように，左右に存在する（図204）。特有の濾胞構造を示し，内腔にコロイドを容れる（図205）。濾胞上皮はやや扁平な立方上皮からなる。

3. 副甲状腺（parathyroid gland）

マウスの副甲状腺は，肉眼で見つけることは困難なことが多い（図204）。甲状腺に接して，あるいは埋もれるように存在する。実際には，気管と一緒に甲状腺の部分を切り取り，中央部を横断すると，標本切片上に副甲状腺を認めることが多い。やや小型の主細胞と，細胞質が赤い好酸性細胞の集団を認める（図206）。副甲状腺は上皮小体とも呼ばれ，カルシウム代謝に関与するホルモンを分泌する。

4. 下垂体（pituitary gland）

頭蓋底の中央にある下垂体窩に納まる内分泌腺である。前葉，遺残嚢胞，中間部，後葉が認められる（図207）。図208に前葉の拡大図を示す。ヒトにおける下垂体後葉は，視床下部の神経組織で，バゾプレシン，オキシトシンを分泌する。

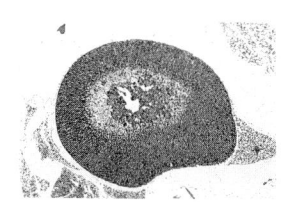

図199 ⇒ P.119
図200 ⇒ P.119 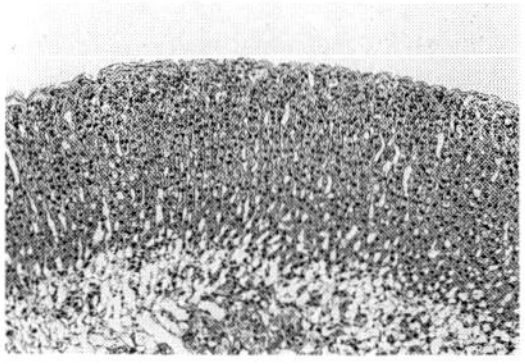
図201 ⇒ P.119 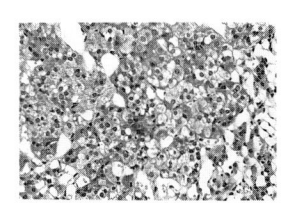
図202 ⇒ P.120 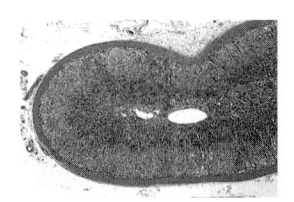
図203 ⇒ P.120 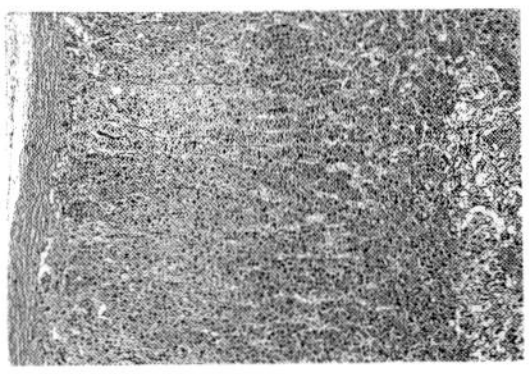
図204 ⇒ P.120 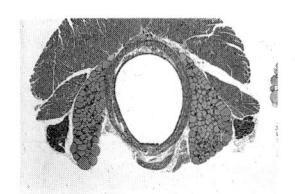
図205 ⇒ P.121 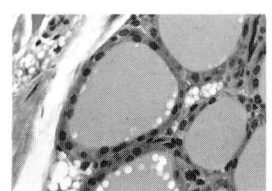
図206 ⇒ P.121 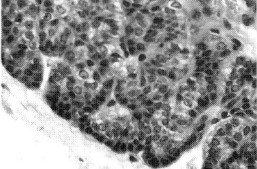
図207 ⇒ P.121 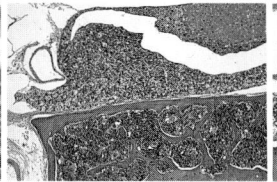
図208 ⇒ P.122

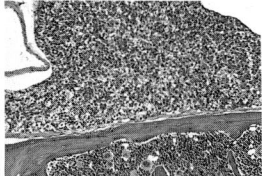

第13章　神経系　43

第13章　神経系（nervous system）

1. 大脳（cerebrum）

皮質（灰白質）と髄質（白質）に分かれる。皮質には神経細胞が含まれ，髄質には大脳基底核を認める。

大脳の両側には側脳室，中央部には第三脳室を認める（図209）。側脳室内には脈絡叢を認め（図210），脈絡叢では脳脊髄液を産生する。脈絡叢には，C57BL/6マウスなどでは，メラニン色素沈着を認めるが，この標本はBALB/cのものなので色素は見られない。図211に，神経細胞を有する大脳皮質を示す。

2. 小脳（cerebellum）（図212）

皮質から髄質側へ，分子層，プルキンエ神経細胞層[※1]，顆粒層の順に細胞層が並ぶ。小脳は大脳からの身体運動および平衡感覚の調整に関する指令を実行する役割を担っている。

3. 脊髄（spinal cord）

周囲は椎骨で囲まれている（図213）。周縁部は白質で，主として縦走する神経線維からできている（図214）。中心部の蝶の形をした部位は灰白質で，神経細胞が集まっている。皮質と髄質の実質は，大脳と逆である。

中央部の管は，中心管と呼ばれる（図214）。図215は前角で，皮質側に神経線維，髄質には多数の神経細胞を認める。

4. 末梢神経（peripheral nerve）

図216は末梢神経線維の束，図217は神経節（ganglion）を示す。末梢神経の走行の途中で，神経細胞が集まっている部分が神経節である。

※1）　Johannes Evangelista Purkinje（1787-1869）チェコの動物生理学者

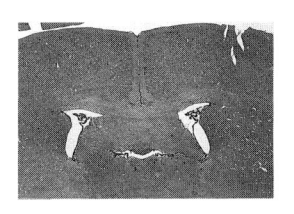

図209 ⇒ P.122

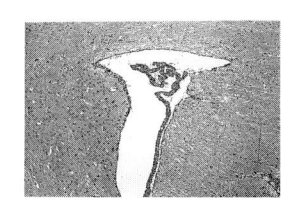

図210 ⇒ P.122

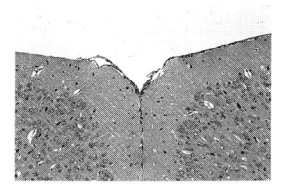

図211 ⇒ P.123

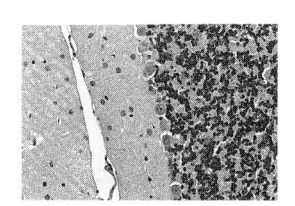

図212 ⇒ P.123

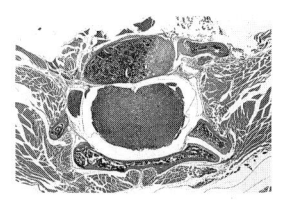

図213 ⇒ P.123

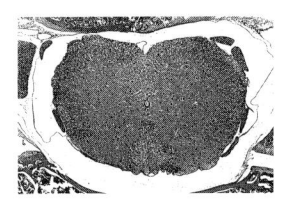

図214 ⇒ P.124

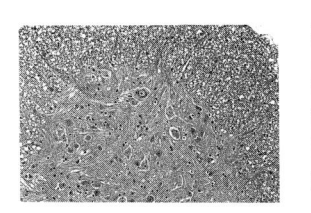

図215 ⇒ P.124

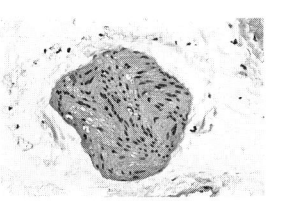

図216 ⇒ P.124

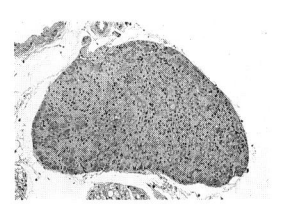

図217 ⇒ P.125

第14章　特殊器官（specific organs）

1. 眼（eye）

　マウスにおいては，水晶体がヒトのものに比べて大型である。他の基本構造はほぼヒトと同様である。

　BALB/c，AKR等の白色（albino）マウスでは，メラニン色素が欠損しており，眼球は暗箱の役目を果たさない。それに対して，C57BL/6，C3H等の有色マウスにおいてはメラニンの沈着を認める（図218）。

　マウスの眼球は，通常のホルマリン溶液を用いた固定法では，標本切片において網膜が剥離して見えることが多い。グルタールアルデヒド溶液を用いて固定すると網膜は剥離しないが，眼球全体が収縮・変形することがある。そのため，眼球を固定する場合には短時間のグルタールアルデヒド溶液での固定後に，ホルマリン溶液で固定する方法などが用いられる。

　眼球は，外膜，中膜，内膜に分けて考えると理解しやすい。

1. 外膜；強膜 sclera，角膜 cornea，結膜 conjunctiva
2. 中膜；脈絡膜 choroid，毛様体 ciliary body，虹彩 iris
3. 内膜；網膜 retina

強膜；最外層部で，膠原線維，脈管，メラノサイトを含む（図219，C57BL/6マウス）。

角膜；前部から，扁平あるいは立方の数層からなる上皮細胞，上皮下のボーマン膜，実質，後部はデスメ膜，内皮細胞の順に並ぶ（図220）。

結膜；図221の上方は眼瞼結膜で，上皮細胞は二～三層の立方あるいは多角形細胞である。

脈絡膜；強膜と網膜の間の膜で，前方は毛様体，虹彩に連なる。

　　脈絡膜は大量のメラニン色素を含む。BALB/c（図222）とC57BL/6（図218）の眼球を比較すると，メラニン色素の有無で脈絡膜の位置がわかる。図227はBALB/cの脈絡膜を示し，図228はC57BL/6のものである。

毛様体および虹彩；虹彩の後方，脈絡膜の前方にあるのが毛様体である（図223，224）。図225にBALB/cの毛様体

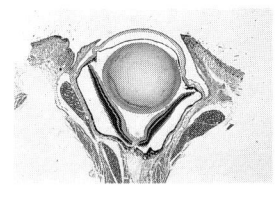

図218 ⇒ P.125

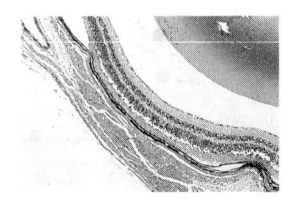

図219 ⇒ P.125

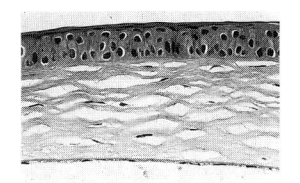

図220 ⇒ P.126

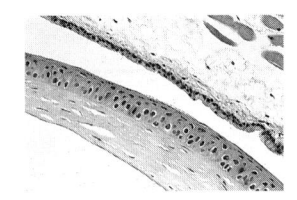

図221 ⇒ P.126

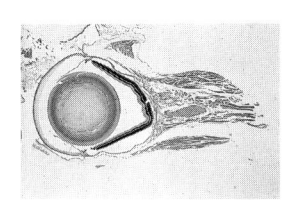

図222 ⇒ P.126

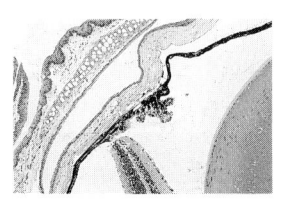

図223 ⇒ P.127

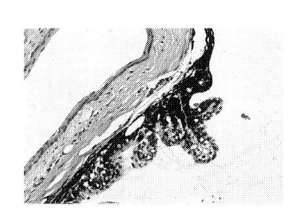

図224 ⇒ P.127

を示す．虹彩は角膜と水晶体の間にある膜様組織で，中央部は瞳孔を形成する．図226はBALB/cの虹彩である．メラニン色素がないほうが，脈絡膜，毛様および虹彩の組織構造を観察しやすい．

網膜；十層に区別される（図227；BALB/cマウス，図228；C57BL/6マウス）．外側の基底膜に続き，色素上皮，桿状体・錘状体層（視細胞），外境界膜，外顆粒層，外網状層，内顆粒層，内網状層，神経節細胞層，神経線維層，内境界膜の順である．

BALB/cマウスの眼球には"色素上皮"に色素が欠損している．

視神経が眼球に入る部分には，視神経乳頭(円板)を形成する（図218）．

水晶体；球状で，表面にはカプセル，その下に上皮細胞を認める（図229）．上皮細胞は水晶体の側方部において増殖し，同心円状に配列した多数の核を両側部（図230）から内部（図231）にまで認める．ヒト胎児における水晶体も，マウスのように球状である．

2. 涙腺（lacrymal gland）

眼窩の内外に存在し（図232），耳下腺の構造（図233）に似ているが，小葉は涙腺のほうが大きい（両者を同一倍率で比較している）．涙腺は漿液腺である．

3. ハーダー腺（Harderian gland）[※1]

マウス眼窩内に見られる腺で，間質にメラニン含有細胞を認める（図234, 235, C57BL/6マウス）．図218に見られる眼球周囲の3葉の腺は，すべてハーダー腺である．ハーダー腺にはポルフィリンが含まれる．このポルフィリン，メラニンの量は系統差，性差が認められる．ハーダー腺は哺乳動物に見られる脂質を分泌する眼窩腺で，ヒトにはその痕跡がある．

4. 眼瞼（eye lid）（図236）

上下眼瞼の接する部位には，例外的なメラニン色素分布を認め

※1) Johann Jacob Harder (1656-1711) スイスの解剖学者

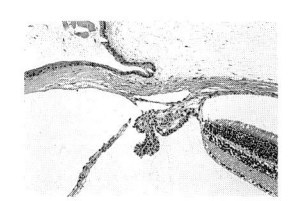

図225 ⇒ P.127

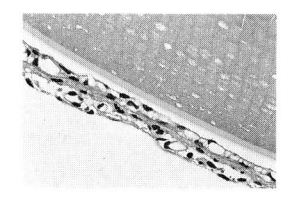

図226 ⇒ P.128

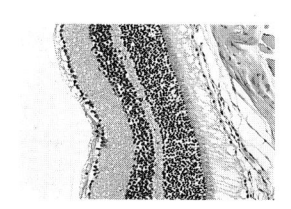

図227 ⇒ P.128

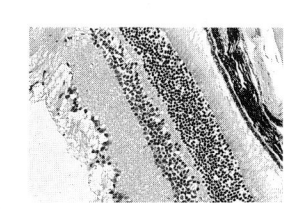

図228 ⇒ P.128

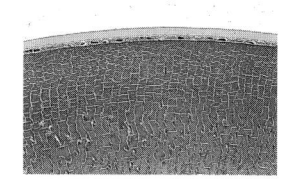

図229 ⇒ P.129

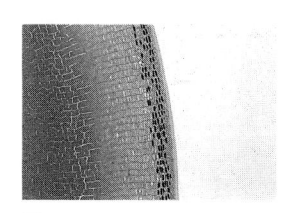

図230 ⇒ P.129

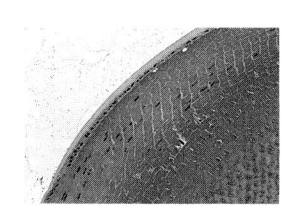

図231 ⇒ P.129

る。表皮は厚く，顆粒層を認める。表皮におけるメラニン色素は，基底細胞層に多く，また表皮全体に色素が分布している。さらに真皮および皮膚付属器の周囲にもメラニン含有細胞が認められる。

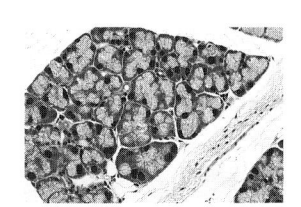

5. 耳介（auricle）（図237, 238）

薄い膜様のものであるが，マウスにとっては大切な臓器であろう。外側から，有毛表皮，皮脂腺，真皮，横紋筋，脂肪細胞，弾性軟骨，内側真皮，皮脂腺，内側表皮の順である。脂肪細胞の位置は，耳介の部位によって異なる。

6. 内耳（inner ear）

図239は内耳の一部である。頭部の前額断で得られた組織標本である。蝸牛管の周囲は，薄い骨組織（骨迷路）からなる。リンパを容れる内腔は前庭膜で分けられている。

7. 下肢（lower extremity），爪（nail）（図240）

下肢には複雑な構造の足関節，骨，足底（図241），足背，筋肉などが認められる。足底は厚い角質層を認め，表皮には顆粒層，真皮には発達した汗腺がある。爪には爪根，爪体を認める。

8. 尾（tail）（図242, 243）

角質層を有する有毛上皮，上部に動静脈，全周にわたり太い膠原線維および神経線維が縦走し，その内側に横紋筋線維の束があり，中心部に菱形の骨を認める。

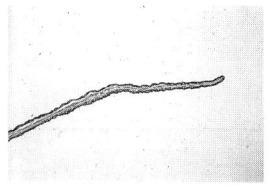

図232 ⇒ P.130
図233 ⇒ P.130
図234 ⇒ P.130
図235 ⇒ P.131
図236 ⇒ P.131
図237 ⇒ P.131
図238 ⇒ P.132 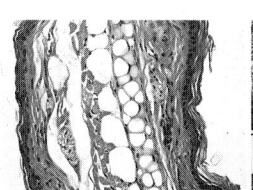
図239 ⇒ P.132 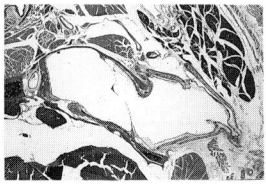
図240 ⇒ P.132 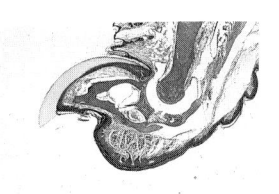
図241 ⇒ P.133 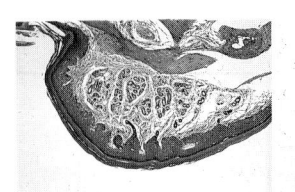
図242 ⇒ P.133 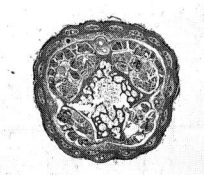
図243 ⇒ P.133

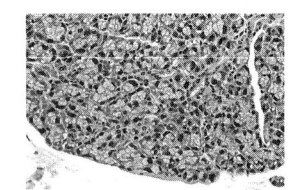

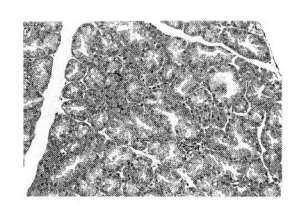

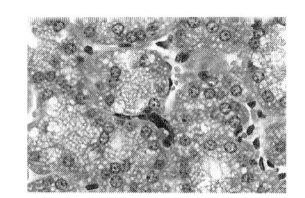

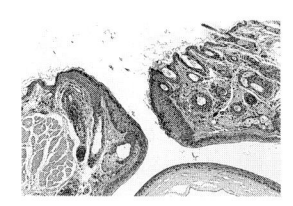

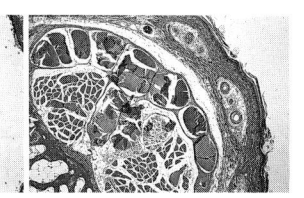

第15章　ヌードマウス（nude mouse）

　ヌードマウスは，先天的に胸腺が欠損しているマウスで，種々の近交系あるいは非近交系マウスを遺伝背景に持つヌードマウスが作製されている。ここに示すのはBALB/c-nudeマウスの組織である。ヌードマウスには，体毛が全くないわけではない。ヌードマウスの飼育中に，細い毛が出現することがある。

　体毛のない遺伝子はヌード（*nu*, Chr11）以外に，hairless（*hr*, Chr14）が知られており，*hr/hr*を有する近交系としてHRS/Jマウスがある。

1. 脾臓（spleen）

　ヌードマウスの脾臓（図244）は，低倍率では正常マウスと似ているが，拡大倍率では本来T細胞が多く見られるリンパ濾胞周辺の細胞増殖は少ない。しかし局所にリンパ球の増殖巣を認め，T細胞の存在を思わせる（図245）。実際にヌードマウスの飼育中に，なんらかの刺激が加わり加齢とともにT細胞が増えてくることが知られている。

2. 皮膚（skin）

　ヌードマウスの皮膚を観察すると，真皮および皮下組織に多数の単核細胞を認める（図246）。やや大きい細胞で，トルイジン・ブルー染色でメタクロマジー（異染性）を示す顆粒を有するマスト細胞である（図247）。正常マウスの皮膚と比較すると，明らかに数が多い。比較のため，同倍率のヌードマウス皮膚のマスト細胞（図248）と正常BALB/cマウス皮膚のマスト細胞（図249）を示す。ヌードマウスの皮膚は体毛が少ないため，表皮には発達した角質層および顆粒層を認める（図246）。正常マウスの皮膚と比較すると，その差は明らかである（図2, P.11参照）。

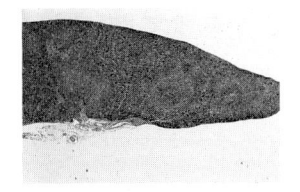

図244 ⇒ P.134

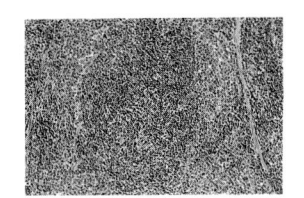

図245 ⇒ P.134

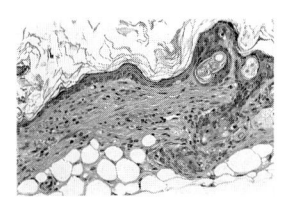

図246 ⇒ P.134

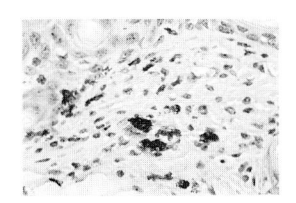

図247 ⇒ P.135

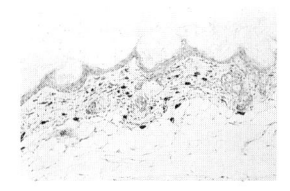

図248 ⇒ P.135

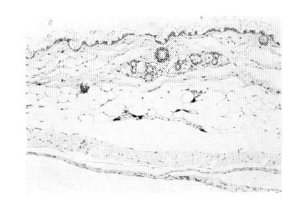

図249 ⇒ P.135

第16章　マウス腫瘍（mouse tumor）

　ここでは通常の飼育下で容易に見出すことができるAKRマウスのT細胞白血病について記す。
　AKRマウスはT細胞白血病の好発系で知られており，飼育中に多くの個体が白血病を発症し死亡する。目が白っぽくなる貧血症状を呈し，手・足・鼻先などの皮膚の色も蒼白になる。さらに全身の体毛が逆立ち，背中を丸め動きも鈍くなり，白血病の発症と判断できる。開腹すると，肝臓，腎臓が腫大していることが多い。これらの臓器は本来の色調よりも，黄白色に見える。AKR以外のマウス系統でも，白血病の自然発症がある。AKRマウスは，かなり若い頃から白血病の発症がみられる。約80％以上のAKRマウスは白血病で死亡するので，寿命は約300日と短い。それに対してBALB/cは約550日，C57BL/6は約800日である。

　この白血病細胞は，脾臓・肝臓などを細片化し，食塩水中に腫瘍細胞を浮遊させ，新たなAKRマウスに腹腔内注入すると，容易に移植が成立して継代移植が可能である。また無菌的に腫瘍細胞を採取し，細胞培養液中に入れて培養すると，簡単に細胞株を樹立できる。動きが鈍くなったマウスを，単に"病気になった"として処分せずに，腫瘍発生の可能性を考えるべきであろう。

　一般にマウスの白血病（リンパ腫も含めて）は，その多くがT細胞由来で，B細胞由来のものはまれである。ヒト白血病細胞の多くがB細胞由来であることと対照的である。マウスリンパ球はEBウィルスに対するレセプターを持たない。

　図250に15週齢AKRマウスに自然発症したT細胞白血病の浸潤像を示す。この腫瘍細胞がT細胞由来であることは，リンパ球表面マーカーで確認できる。脾臓は著しく腫大し，その割面にはリンパ濾胞構造は認めない。高倍率では，脾臓の実質は大型の核を有する腫瘍細胞で置換されていることがわかる。少数の正常リンパ球を認めるが，腫瘍細胞と比較すると明らかに小さい（図251）。肝臓にも白血病細胞の浸潤が高度で，萎縮した肝細胞が残存している（図252）。胆嚢壁も肥厚して見えるが（図253），壁には多数の白血病細胞の浸潤が認められる（図254）。またリンパ節も腫瘍細胞の浸潤で腫大する。ヒトにおける白血病細胞の浸潤も，マウスと同様の組織像を呈する。

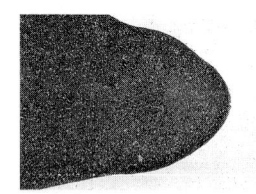

図250 ⇒ P.136

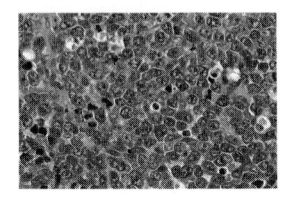

図251 ⇒ P.136

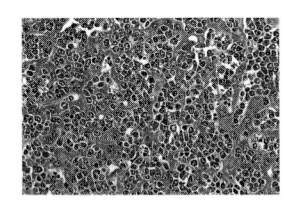

図252 ⇒ P.136

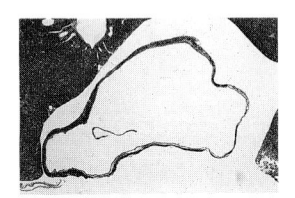

図253 ⇒ P.137

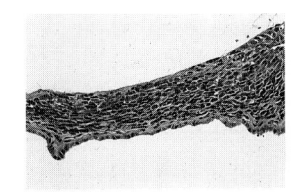

図254 ⇒ P.137

参考図書

　マウス組織学を理解するための基本的な参考書の他に，組織学の応用ともいえるヒト病理診断学の書物を記した。

1. 解剖生理学，高野廣子 著，南山堂，2003
2. Atlas of functional histology, J.B.Kerr, Mosby International Ltd., 1999,「カラーアトラス機能組織学」藤本・牛木 監訳，南江堂，2001
3. Biology of the laboratory mouse（2nd ed），E.L.Green（ed），McGraw-Hill, 1966
4. Histology for pathologists（2nd ed），S.S.Sterberg（ed），Lippincott-Raven, 1997
5. The house mouse: atlas of embryonic development, K.Theiler, Springer-Verlag, 1989
6. The atlas of mouse development, M.H.Kaufman, Academic Press, 1992
7. Atlas of the mouse brain and spinal cord, R.L.Sidman, J.B.Angevine,Jr, & E.T.Pierce, Harvard University Press, 1971
8. The coat colors of mice, W.K.Silvers, Springer-Verlag, 1979
9. Genetic variants and strains of the laboratory mouse（2nd ed），M.F.Lyon & A.G.Searle（eds），Oxford University Press, 1989
10. Textbook of veterinary anatomy, K.M.Dyce, W.O.Sack, & C.J.G.Wensing, W.B.Saunders Company, 1987
11. 眼病理アトラス，沖坂 編著，文光堂，1992
12. 新腎生検の病理，坂口・北本・中本 編著，診断と治療社，2003
13. Ackerman's surgical pathology（8th ed），J.Rosai（ed），Mosby, 1996
14. Lever's histopathology of the skin（8th ed），D.Elder（ed），Lippincott-Raven, 1997
15. Rosen's breast pathogy（2nd ed），P.P.Rosen, Lippincott Williams &Wilkins, 2001

カラーアトラス

図1〜254

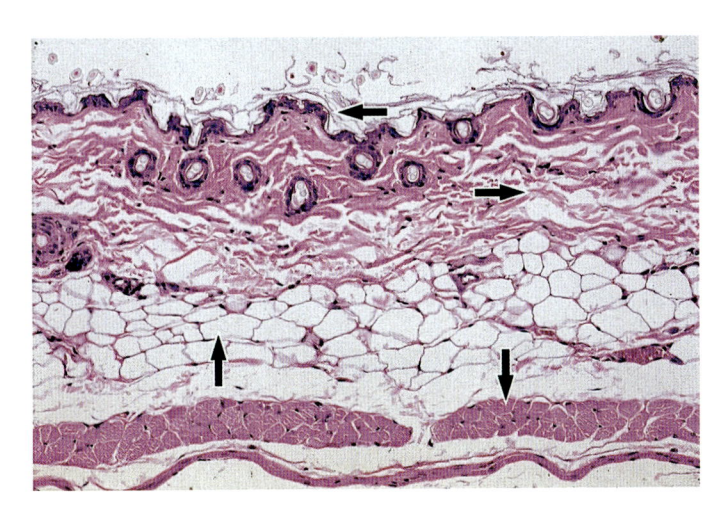

図1 皮膚・皮下組織
BALB/cマウスの皮膚。上から表皮（←），真皮（→），皮下脂肪（↑），皮筋（↓）を示す。(50倍)

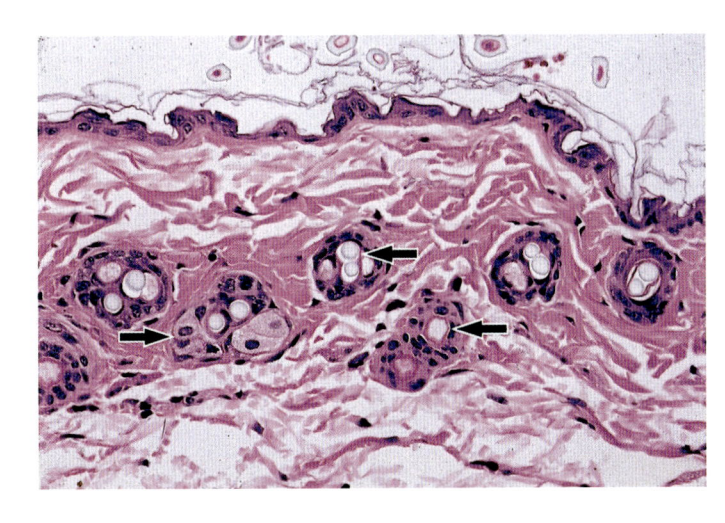

図2 皮膚
毛包には1ないし3本の毛を認める（←）。周囲には皮脂腺（→）が見られる。(100倍)

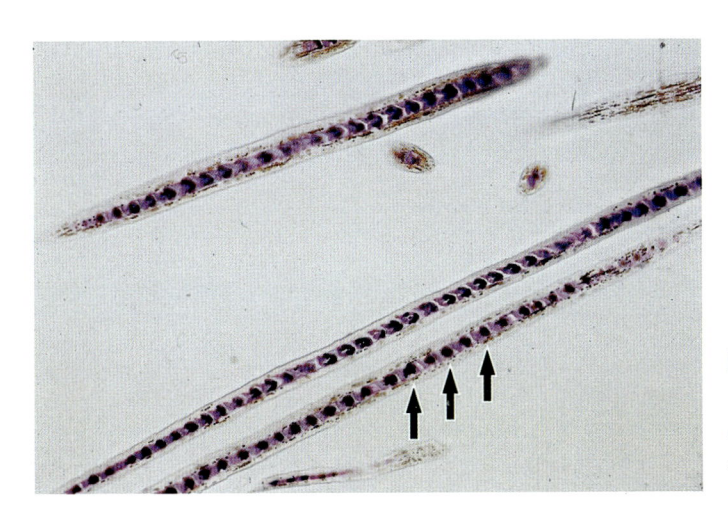

図3 毛
C57BL/6マウスのzigzagで，一列の色素顆粒の縞を認める（↑）。(100倍)

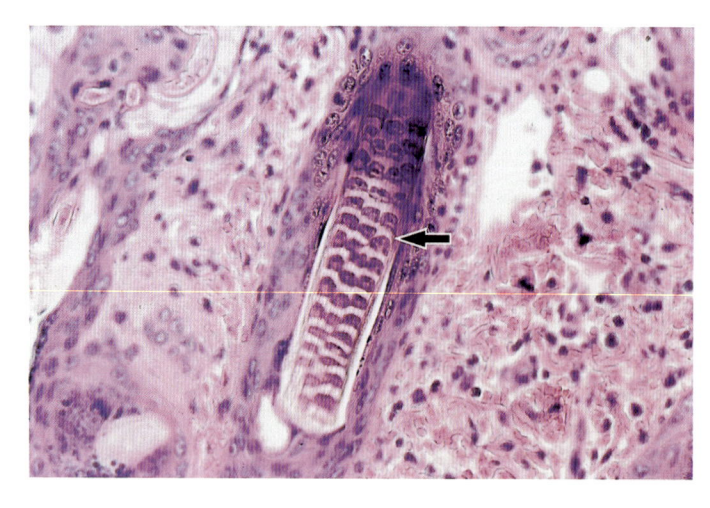

図4 overhair
KSN-nude マウスに認められたもので，毛に三列の縞が並ぶ（←）。(100倍)

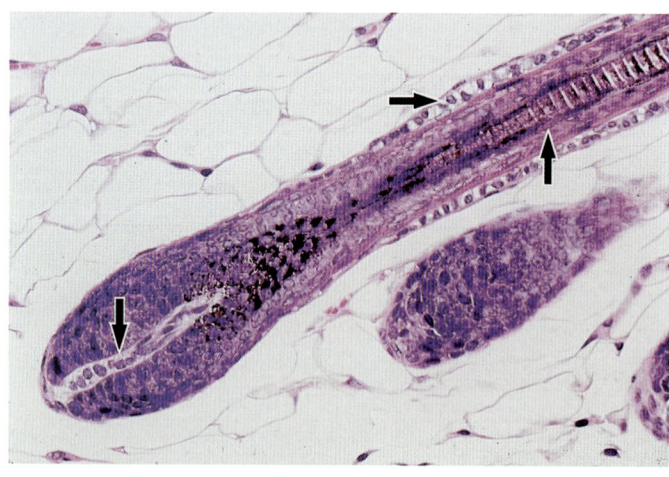

図5 毛包
C57BL/6マウス。毛乳頭(↓)，毛皮質(↑)，外根鞘(→)などを認める。(100倍)

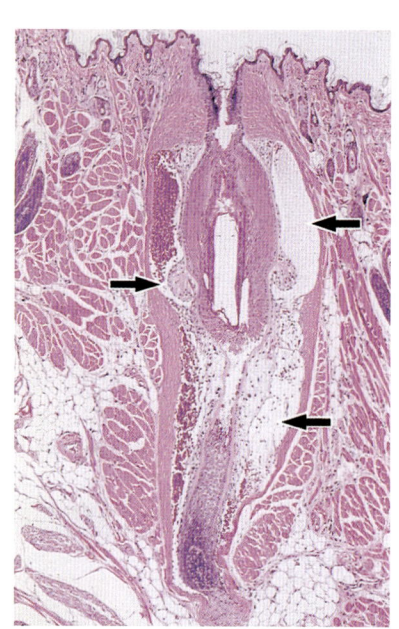

図6 口周囲のヒゲ
BALB/c マウスの vibrissa follicle。静脈洞（←），pulvinus（→）を示す。(19倍)

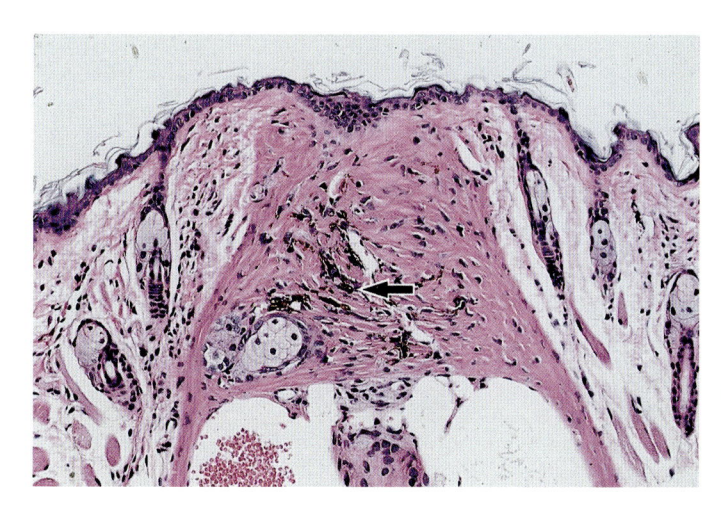

図7 vibrissa 周囲の皮膚
C57BL/6マウスの皮膚で，真皮にメラニン色素（←）を認める。(50倍)

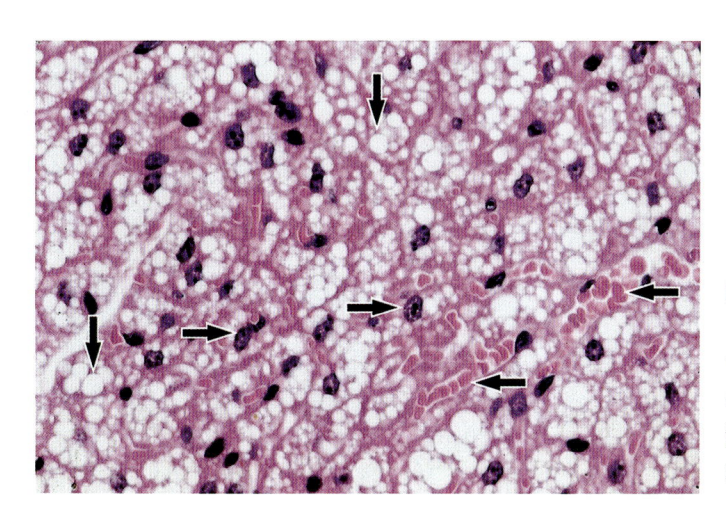

図8 褐色脂肪組織
C57BL/6マウスのもので，白色マウスでも同様である。核（→）は細胞の中心にあり，細胞質に大小の脂肪滴（↓）を認める。毛細血管には赤血球を容れる（←）。(172倍)

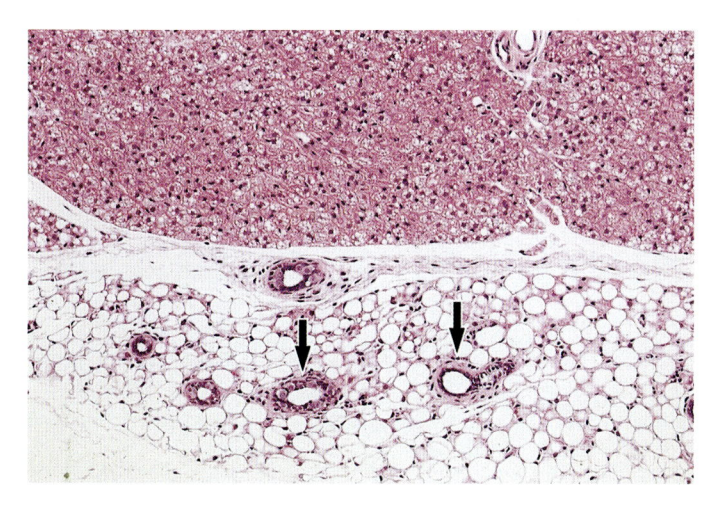

図9 褐色脂肪組織（上方）と白色脂肪組織（下方）
C57BL/6マウスの組織で，白色脂肪組織の中には乳腺（乳管↓）を認める。(35.7倍)

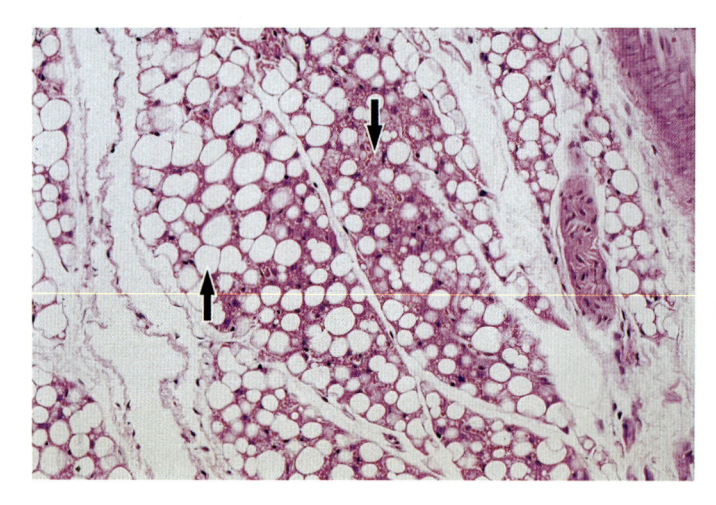

図10　脂肪組織
　BALB/cのもので，褐色（↓）と白色脂肪組織（↑）が混在していることが多い。着色マウスでも同じである。(50倍)

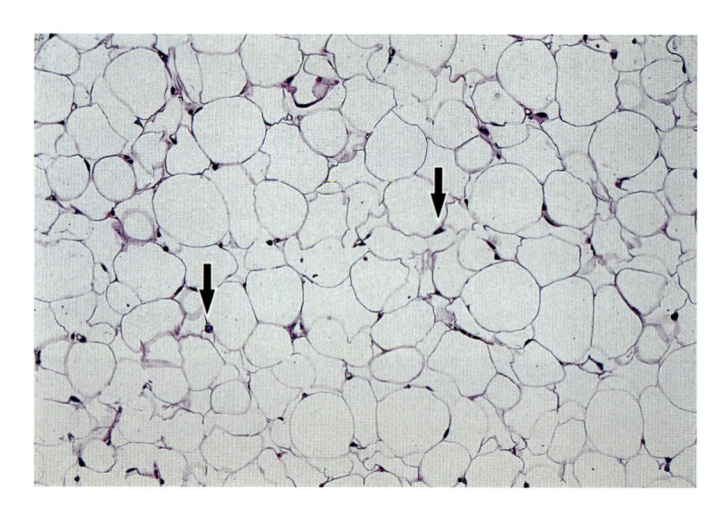

図11　ヒト脂肪組織
　成人の白色脂肪組織である。ヒトにおいては，乳幼児期において褐色脂肪が認められる。細胞質の脂肪は流出して，空胞状に見える。核は隔壁に点状に存在する（↓）。(50倍)

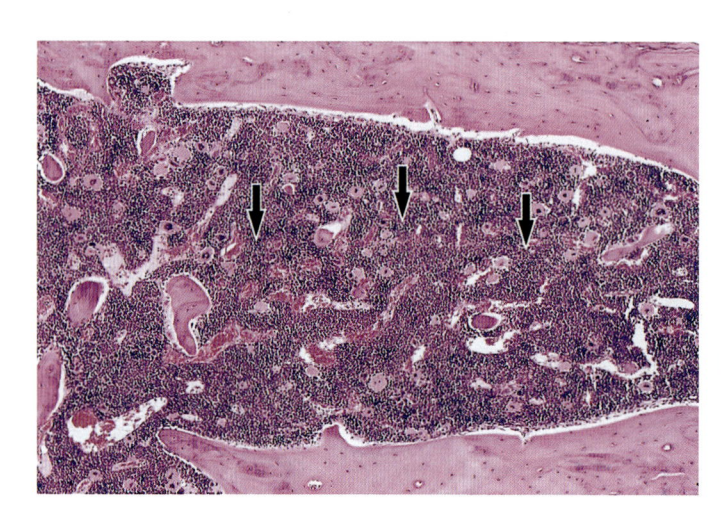

図12　大腿骨の骨髄
　BALB/cマウスの大腿骨の脱灰標本。骨髄腔には，骨髄細胞（↓）が充満している。(25倍)

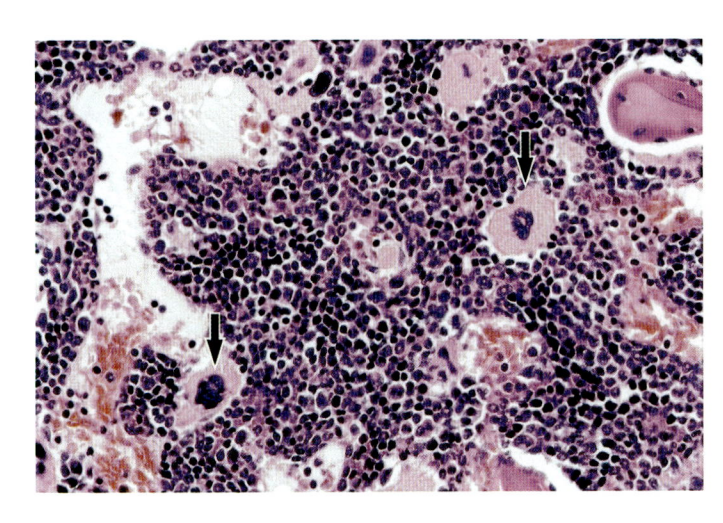

図13 骨髄細胞
 血小板を作る巨核球（↓）が目立つ。（100倍）

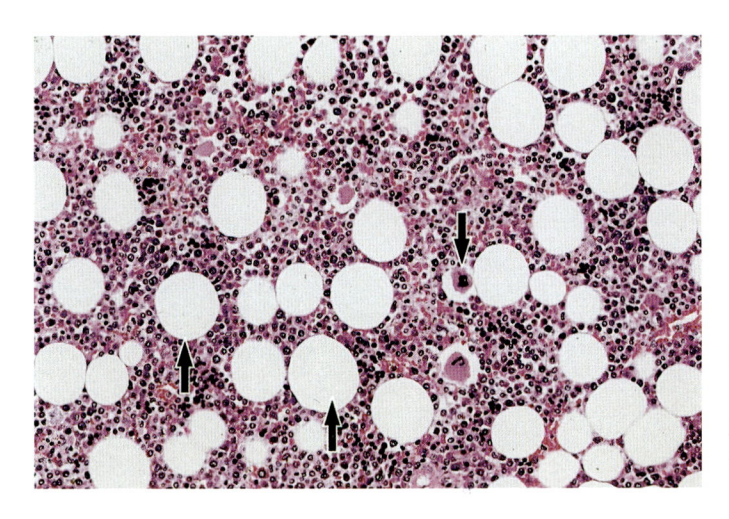

図14 ヒト骨髄
 骨髄細胞の中に脂肪細胞（↑）が種々の割合で混じる。巨核球（↓）を認める。（50倍）

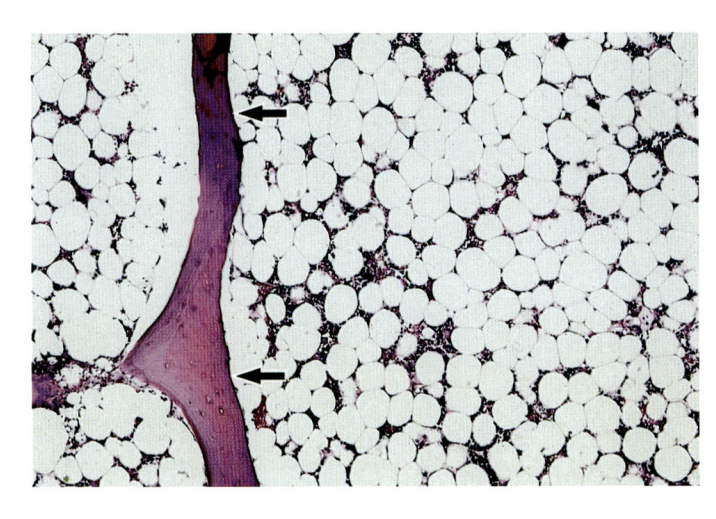

図15 ヒト骨髄
 細胞成分の少ないhypocellular marrowである。骨梁（←）を認める。（20倍）

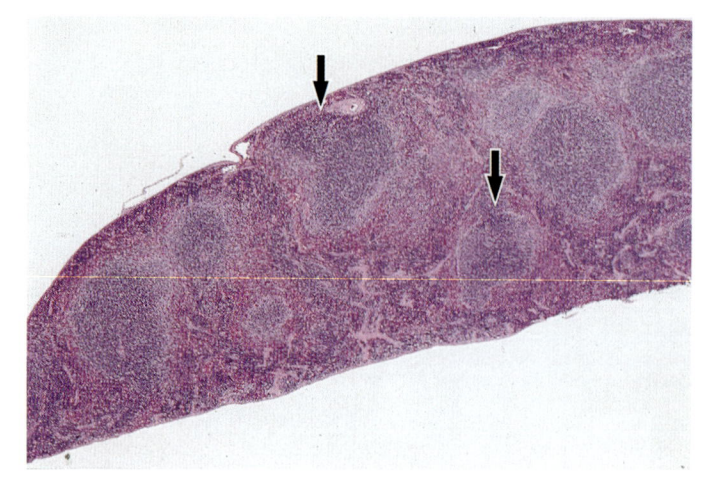

図 16　脾臓
　BALB/c マウス。球状のリンパ濾胞（↓）を認める。(10 倍)

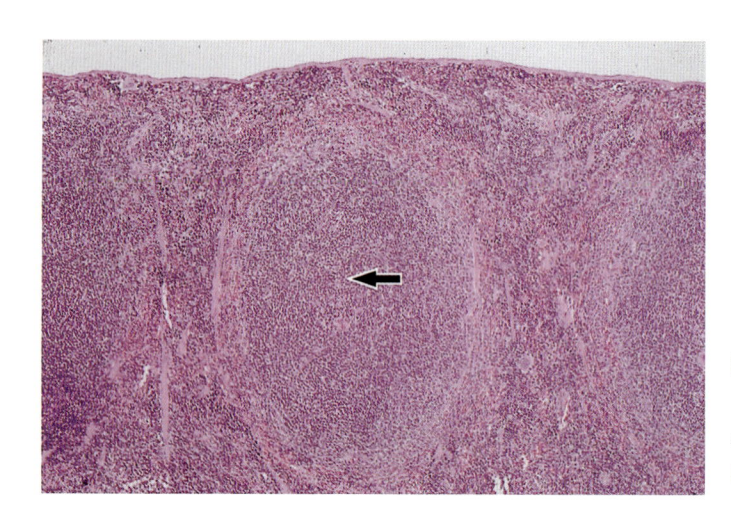

図 17　脾臓における二次小節
　球状で，胚中心（←）の周囲のリンパ球は濃い紫色であるが，その周囲はやや薄い色に見える。(25 倍)

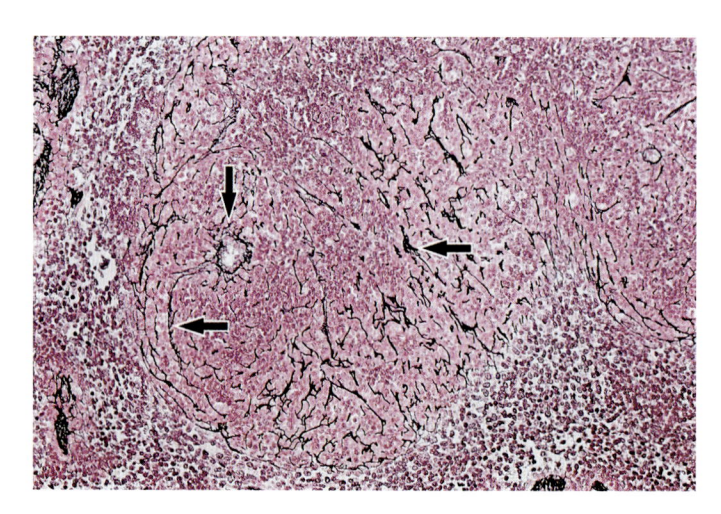

図 18　脾臓における二次小節の鍍銀染色
　中心動脈（↓）の周囲に細網線維（←）を認める。(50 倍)

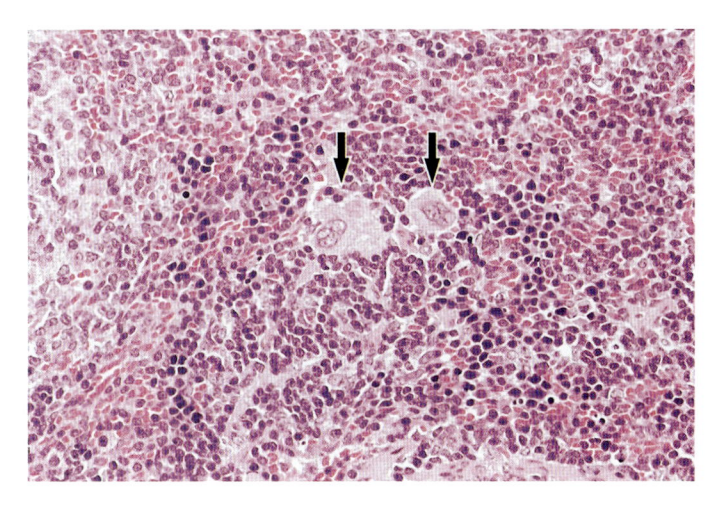

図19　赤脾髄における髄外造血
　リンパ球の中に巨核球（↓）が目立つので，造血細胞の存在がわかる。（100倍）

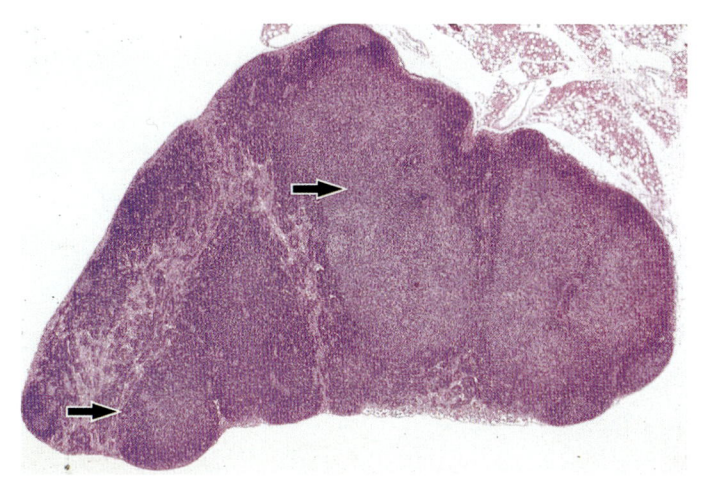

図20　リンパ節
　BALB/cマウスの腸間膜リンパ節。様々な大きさのリンパ濾胞（→）がある。（10倍）

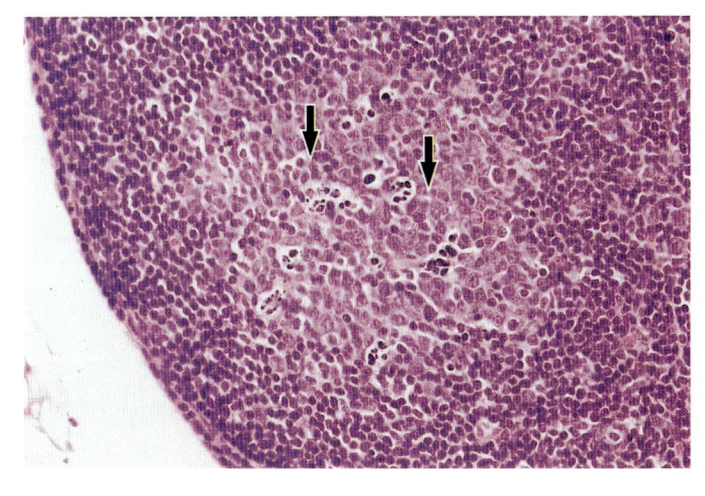

図21　リンパ節におけるリンパ小節
　やや明るい球状（↓）を呈する。（100倍）

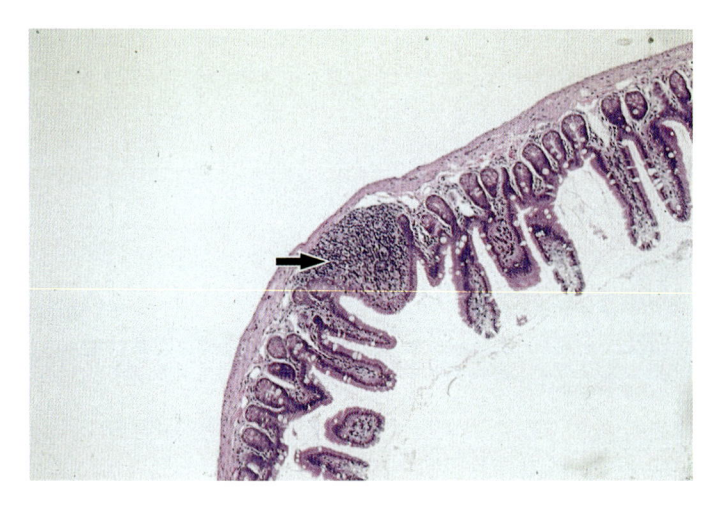

図22 空腸のMALT
BALB/cマウスの空腸におけるリンパ装置（→）。(25倍)

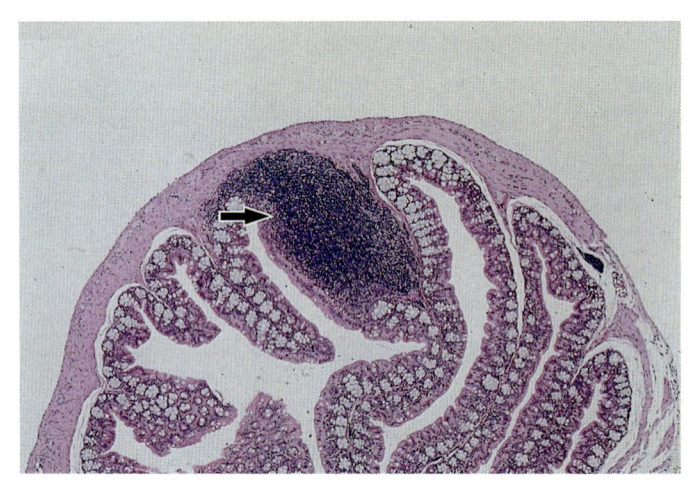

図23 大腸のMALT
大腸における粘膜内の発達したリンパ装置（→）。(15.6倍)

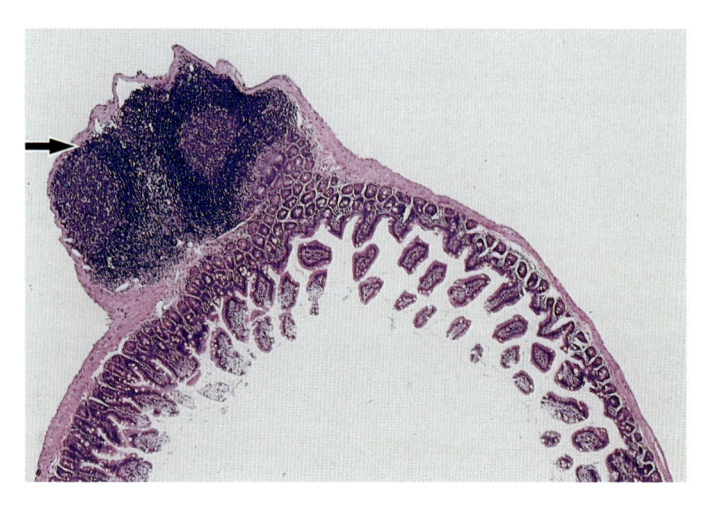

図24 空腸のパイエル板
BALB/cマウスの空腸に認めたもの。漿膜側に大きく突出している（→）。(13.4倍)

カラーアトラス　61

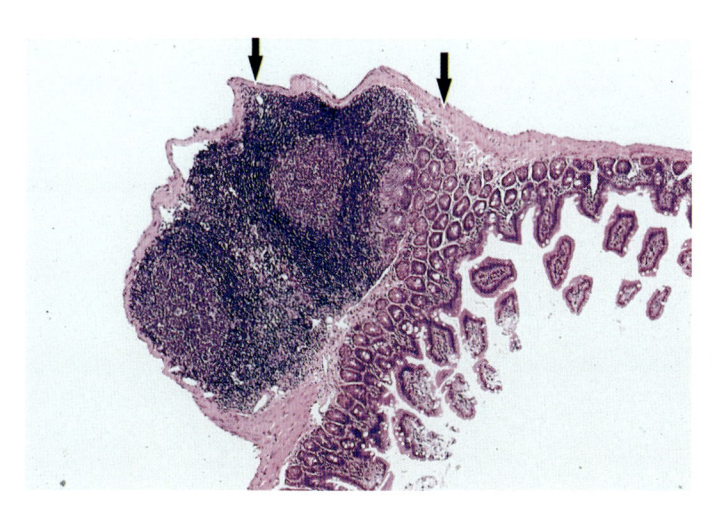

図25　パイエル板（1）
　リンパ装置は粘膜下に存在し，薄くなった平滑筋層（↓）が外側に見られる。（20倍）

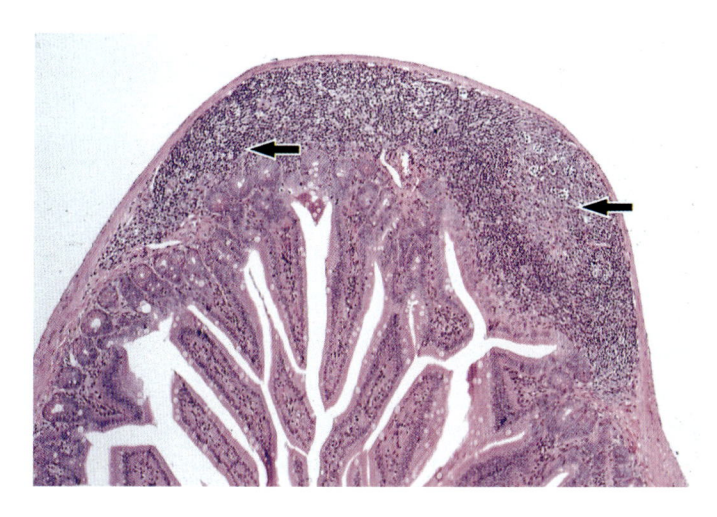

図26　パイエル板（2）
　やや横長な形状（←）を呈することもある。（25倍）

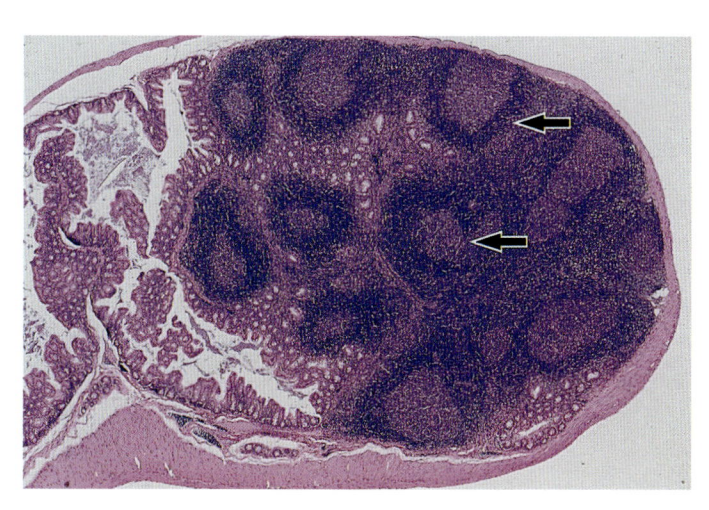

図27　盲腸のリンパ装置
　BALB/cマウスの盲腸を縦断した組織像である。極めて良く発達したリンパ組織（←）を認める。（10倍）

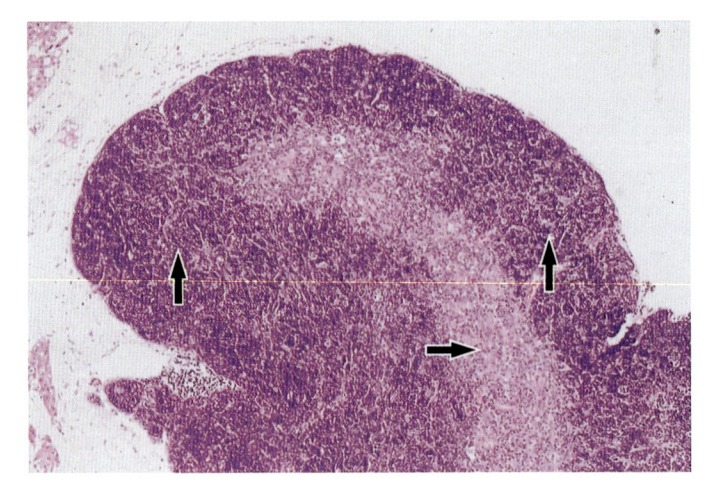

図 28　胸腺
　BALB/c マウスの胸腺。周囲の紫色の濃い部分が皮質（↑），中心部の薄い色の部分が髄質（→）。(25 倍)

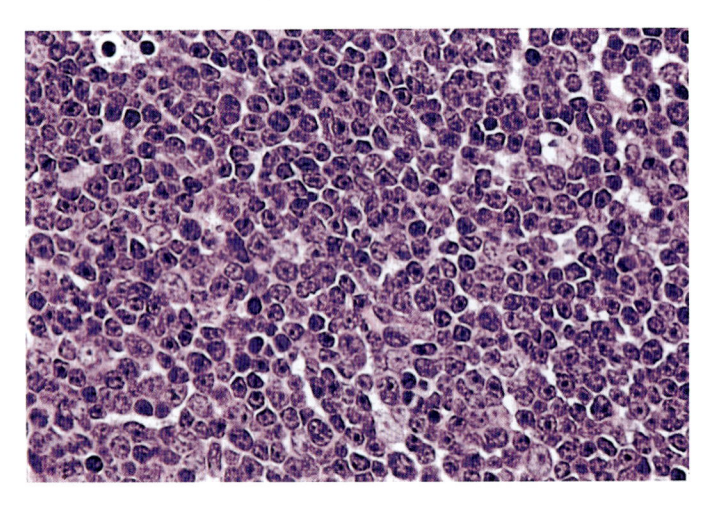

図 29　胸腺皮質
　小型の T リンパ球が密に存在する。(200 倍)

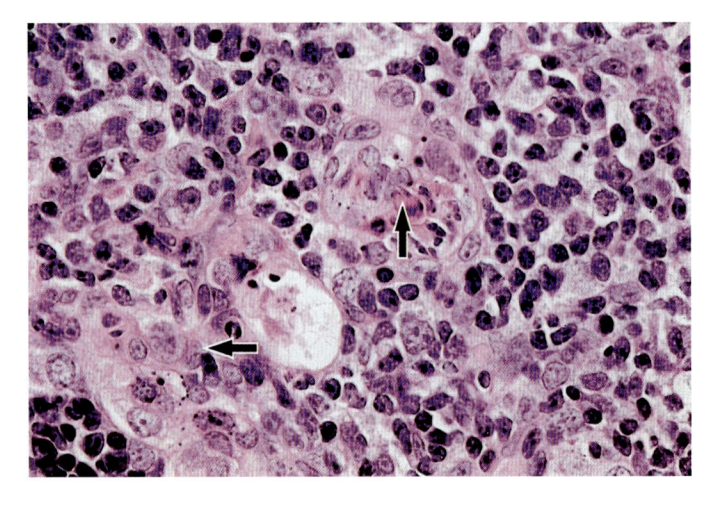

図 30　胸腺髄質
　やや大型の細胞の集塊（←）を認め，一部は角化傾向（↑）を示すハッサル小体である。(200 倍)

カラーアトラス 63

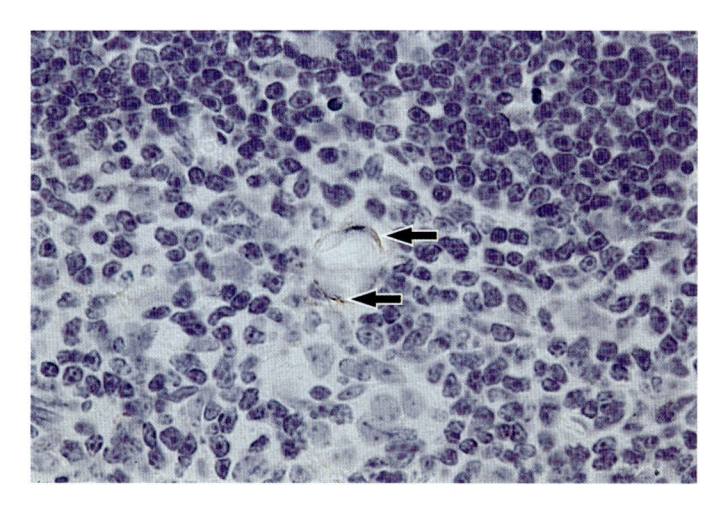

図31　胸腺髄質のケラチン陽性細胞

抗（ヒト）ケラチン抗体で免疫染色を行った。上皮性細胞が茶色に染まっている（←）。（200倍）

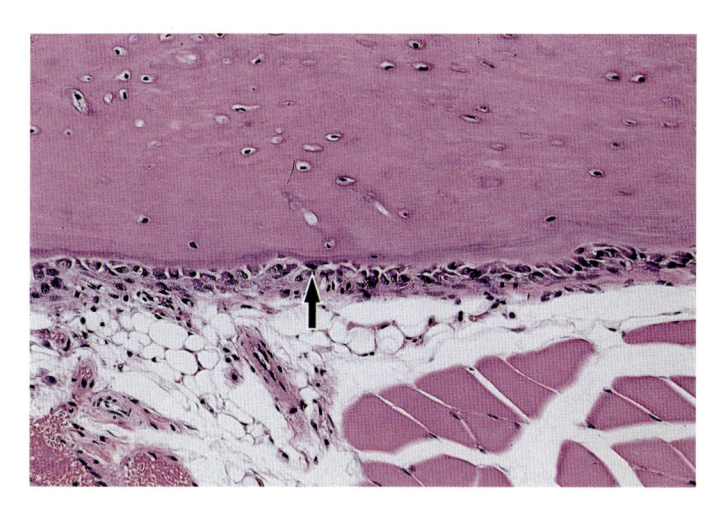

図32　脛骨の骨芽細胞

BALB/cマウスの骨周囲に大型の骨芽細胞（↑）を認める。脱灰標本。（50倍）

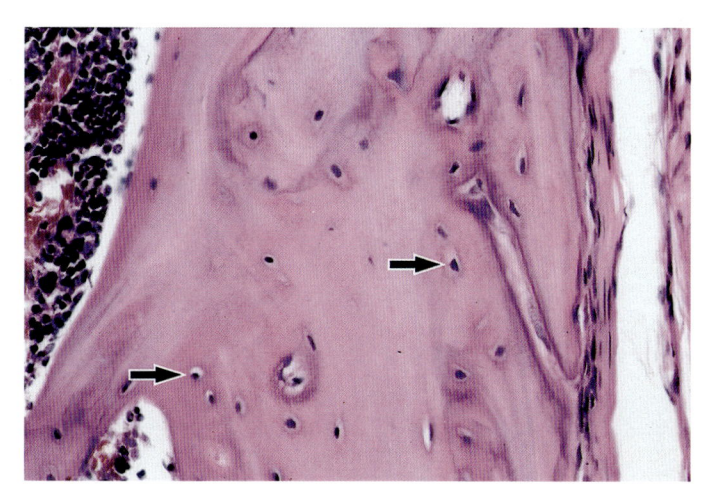

図33　大腿骨

緻密骨である。黒い点状に見えるのが骨細胞（→）。（100倍）

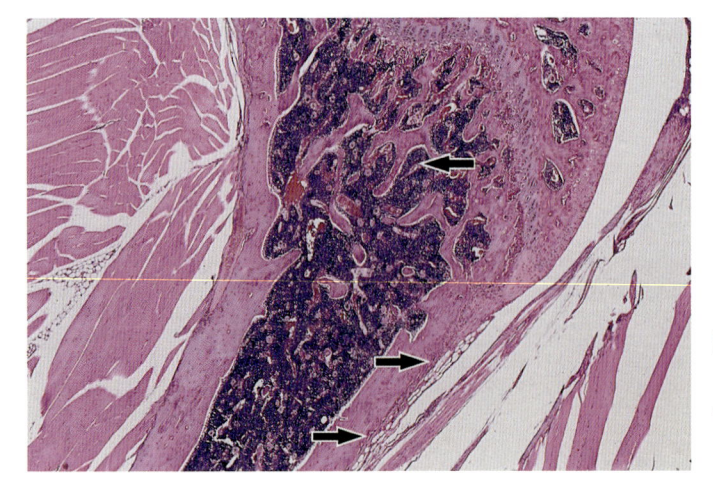

図34 大腿骨における海綿骨
細い骨梁が海綿状を呈する（←）。骨の周囲には骨膜を認める（→）。（10倍）

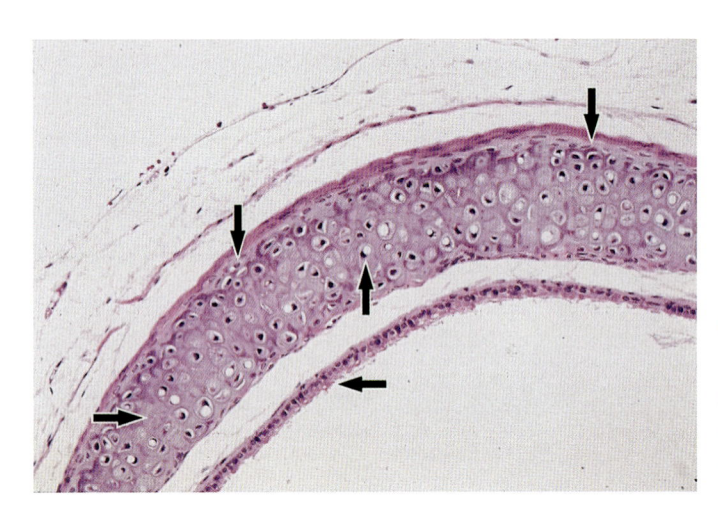

図35 気管軟骨
硝子軟骨である。軟骨細胞（↑），軟骨基質（→），周囲の軟骨芽細胞（↓）を認める。下方には，気管粘膜（←）がある。（50倍）

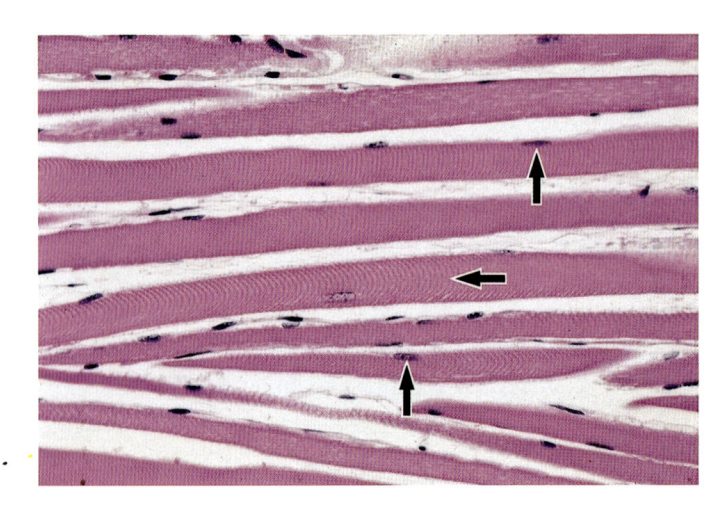

図36 骨格筋
横紋（←）を認め，核（↑）は周辺に存在する多核細胞である。（100倍）

カラーアトラス　65

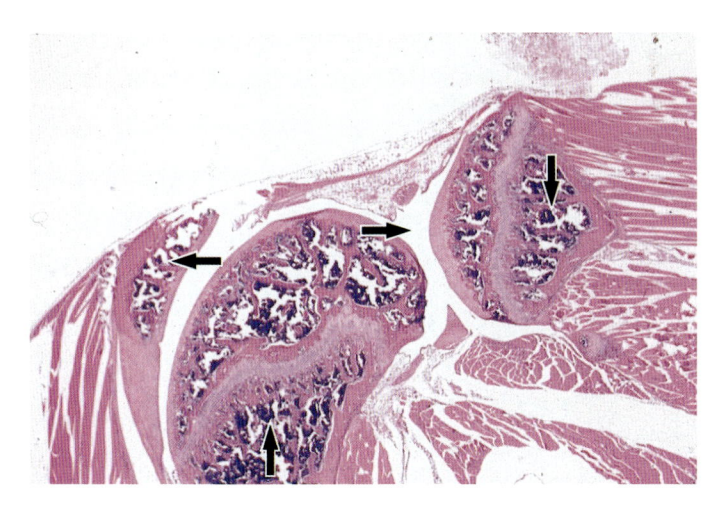

図37　膝関節
　大腿骨（↑），脛骨（↓），膝蓋骨（←），関節腔（→）を認める。(5倍)

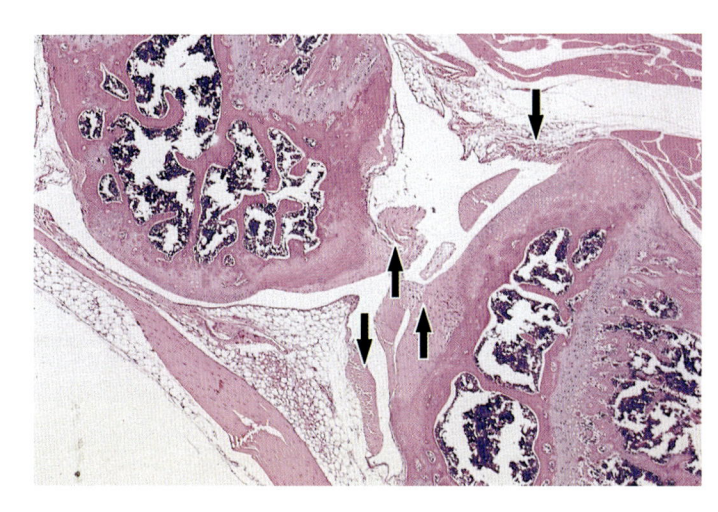

図38　膝関節の靱帯
　骨頭を結ぶ靱帯（↑），滑膜（↓）を示す。(10倍)

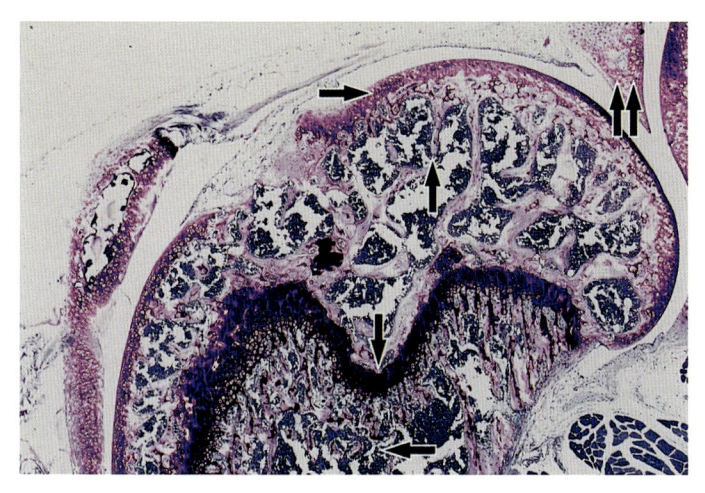

図39　膝関節の大腿骨頭部（ギムザ染色）
　関節軟骨（→），骨端部（↑），骨端成長板（↓），骨幹（←），関節半月（↑↑）を示す。(10倍)

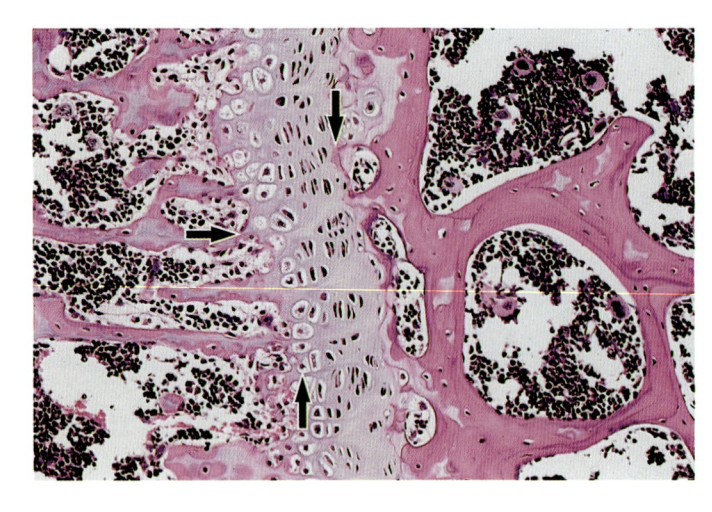

図40 骨端成長板
休止帯（↓），肥大化帯（↑），および骨化帯（→）を示す。（50倍）

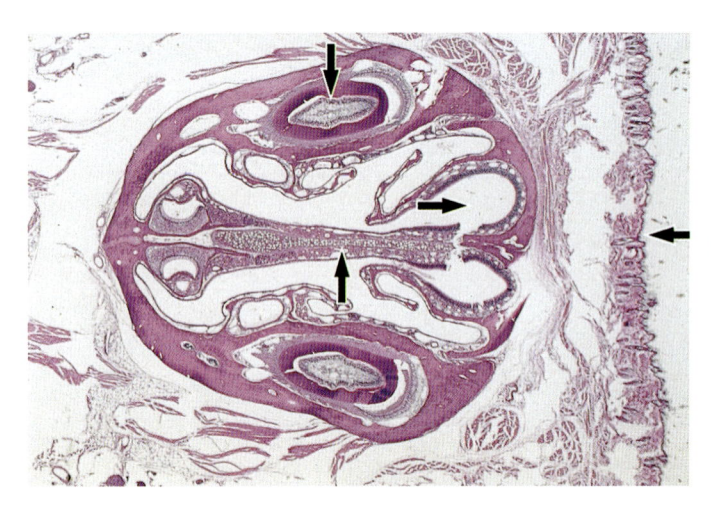

図41 副鼻腔
BALB/cマウスの前額断標本。右側（←）が上部で，顔面の皮膚を認める。鼻中隔（↑）の左右には歯（↓）がある。副鼻腔全体は，骨組織で囲まれて空洞を形成（→）している。（5.3倍）

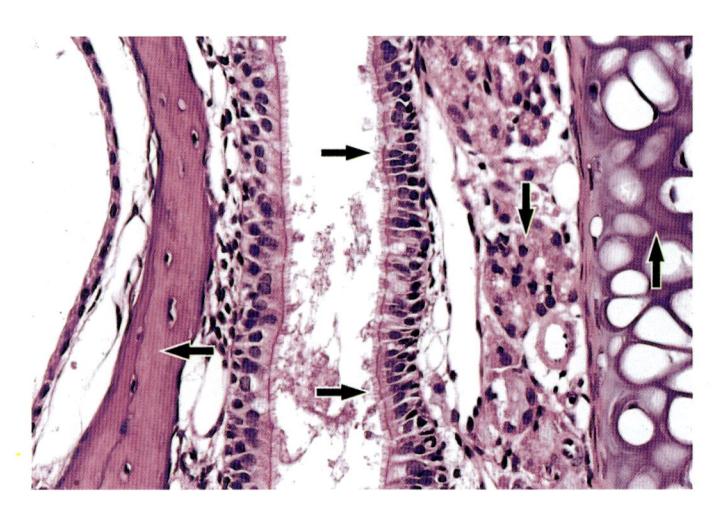

図42 副鼻腔の呼吸上皮
線毛を有する円柱上皮細胞（→）で，周囲には分泌腺（↓）を認める。両側は，骨組織（←）および軟骨組織（↑）がある。（100倍）

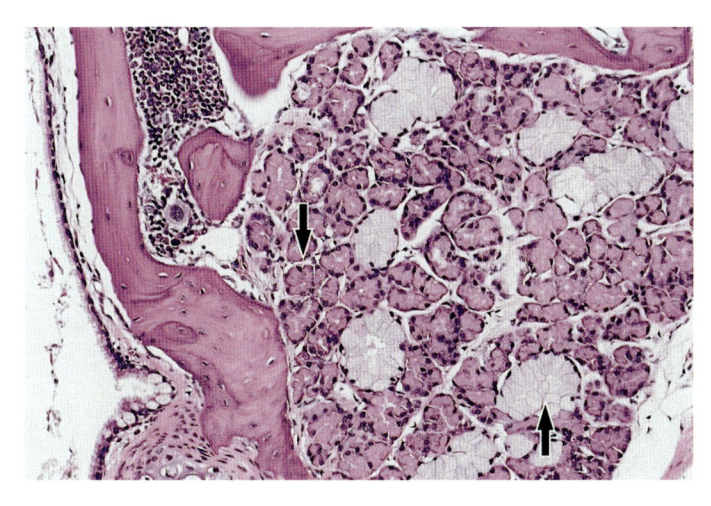

図43　副鼻腔の分泌腺
　副鼻腔内の薄い骨組織に囲まれた分泌腺は，漿液腺(↓)と粘液腺(↑)とからなる混合腺である。(50倍)

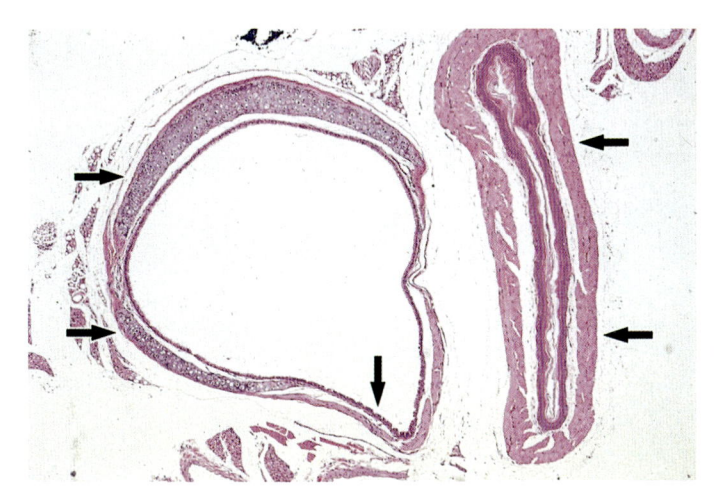

図44　気管
　円筒状の管で(→)，右側は食道(←)である。気管の後方(↓)は軟骨を欠き，食道と接する。(13.8倍)

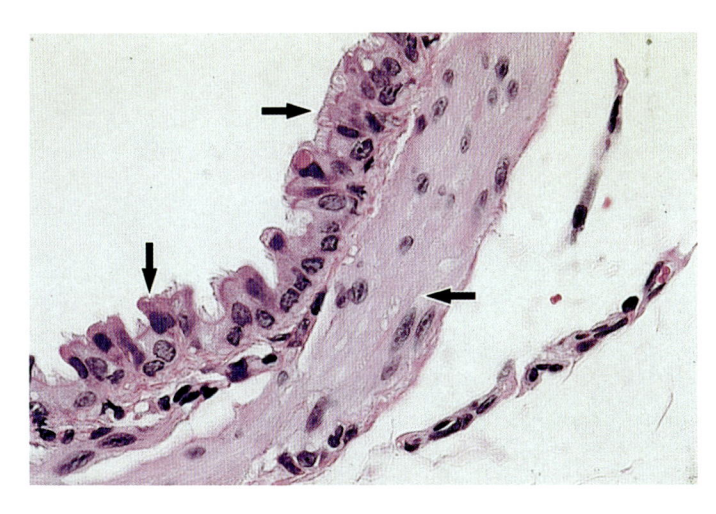

図45　気管上皮
　上皮細胞は線毛を有する円柱上皮(→)と，snoutを有する無線毛上皮とが混在する(↓)。周囲は平滑筋(←)で囲まれる。(180倍)

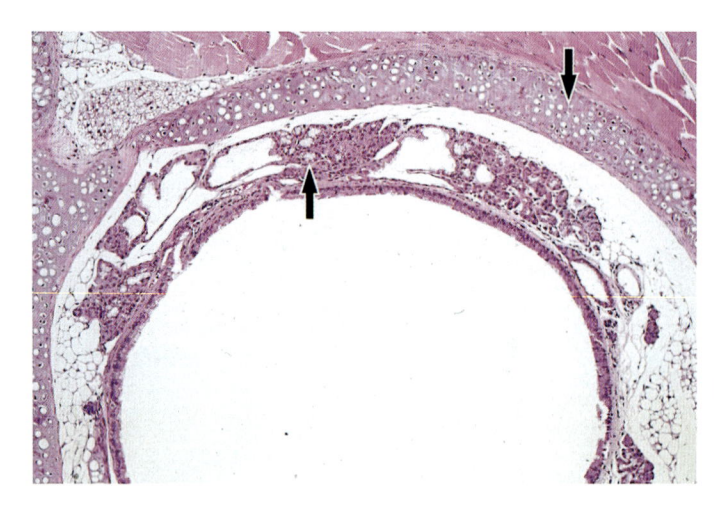

図46　気管周囲の分泌腺
気管軟骨（↓）と上皮の間に発達した分泌腺を認める（↑）。(25倍)

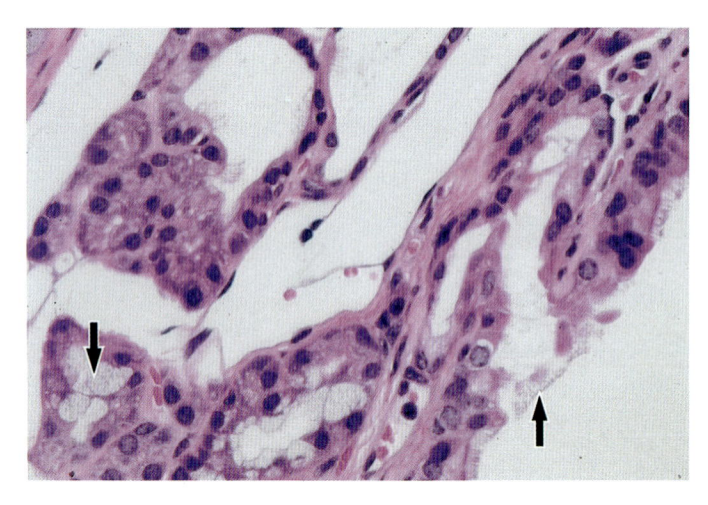

図47　気管分泌腺
漿液腺優位の混合腺で，粘液腺（↓）を一部に認める。気管腔へ開口（↑）する。(154倍)

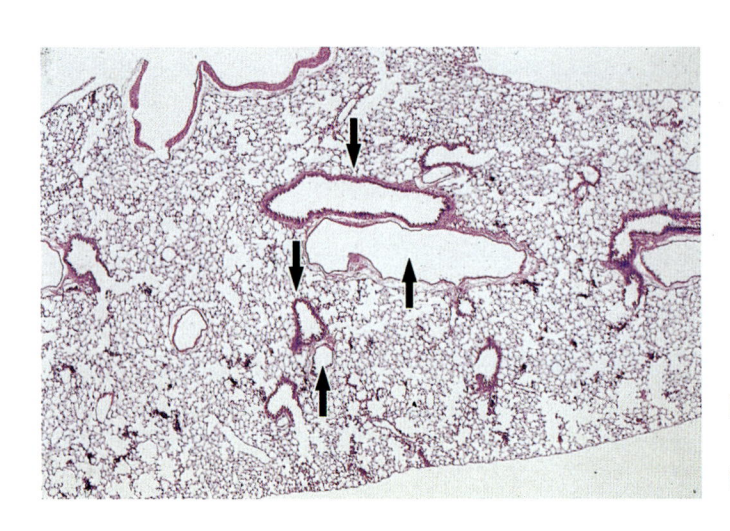

図48　肺(1)
多数の細気管支（↓）と併走する静脈（↑）を認める。右肺。(10倍)

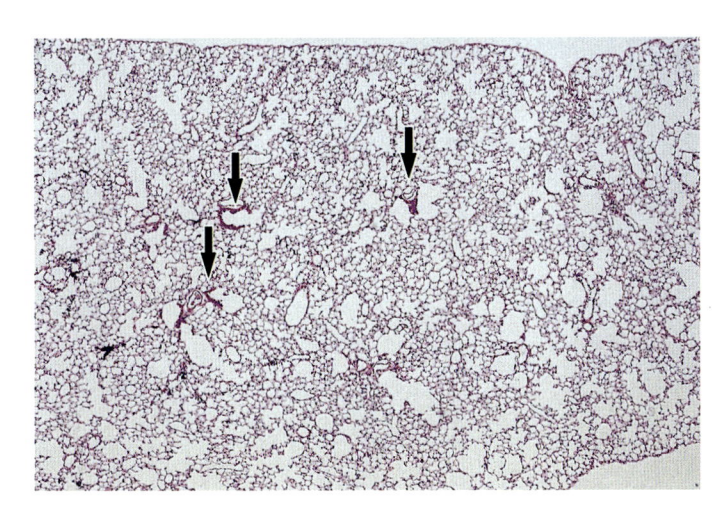

図49　肺(2)

図48と同じ右肺であるが，部位によっては気管支が目立たないことがある。細い終末気管支(↓)が見られる。(10倍)

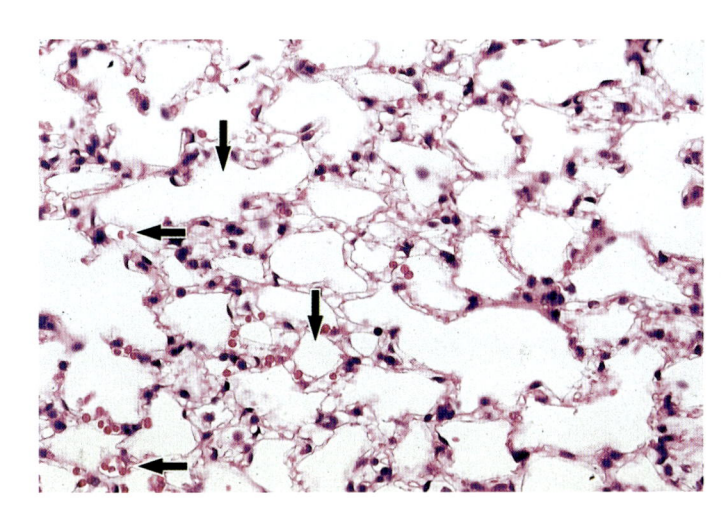

図50　肺胞

大小の肺胞腔(↓)を認め，肺胞中隔には毛細血管(←)がある。(100倍)

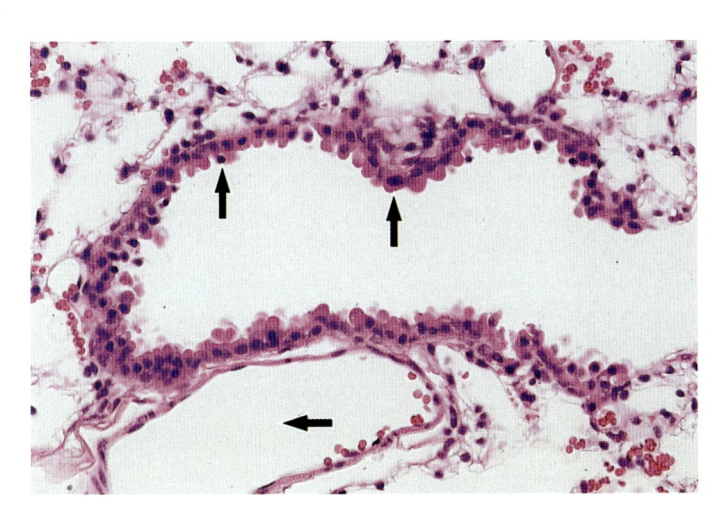

図51　終末気管支

apical snoutingを示す上皮細胞(↑)でおおわれ，下方に静脈(←)がある。(100倍)

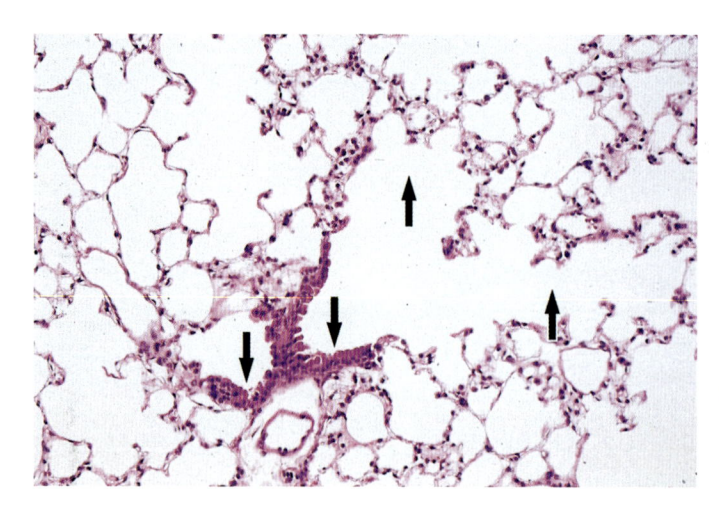

図52　肺胞管
　終末気管支（↓）に続く広いスペースが肺胞管（↑）である。(50倍)

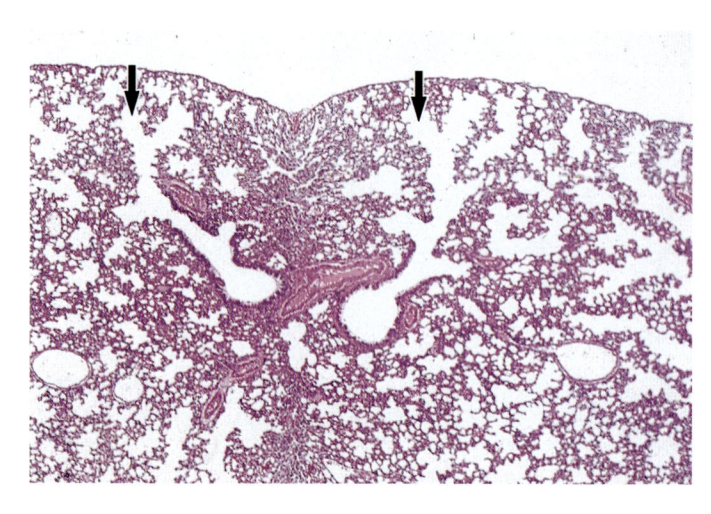

図53　ハムスター肺
　マウス肺と似た広い肺胞管（↓）を認める。(10倍)

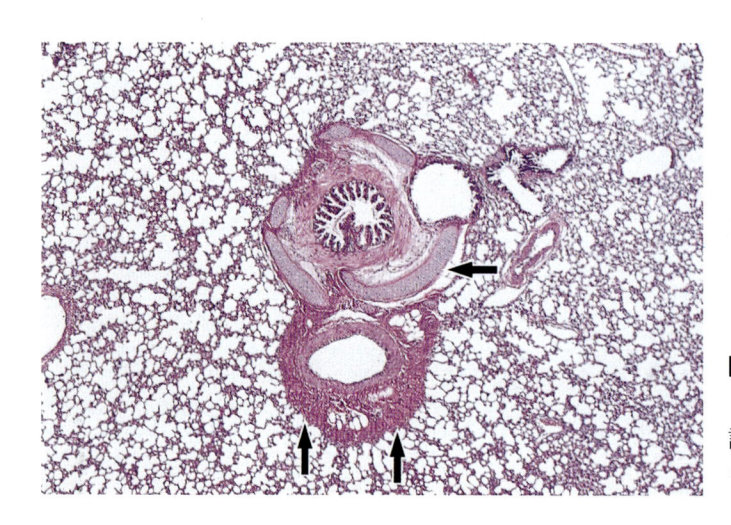

図54　モルモット肺
　肺内気管支の周囲に軟骨（←）を認める。肺動脈周囲には特異な構造（↑）を認める。(10倍)

カラーアトラス 71

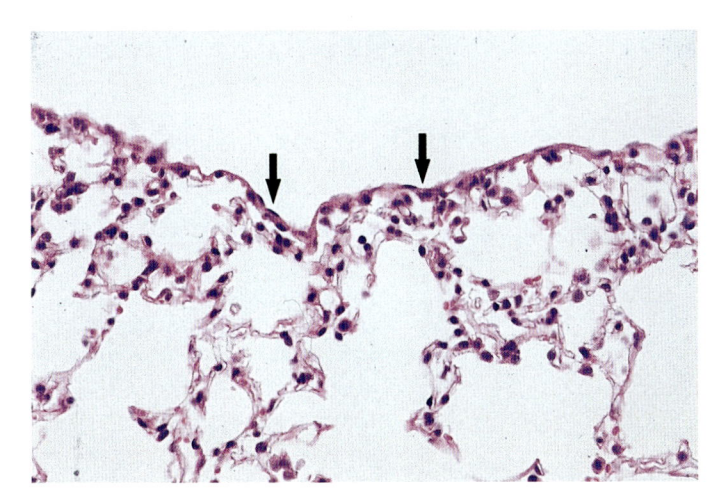

図55 胸膜（臓側）
 一層の扁平な胸膜細胞（↓）で肺の表面がおおわれる。(100倍)

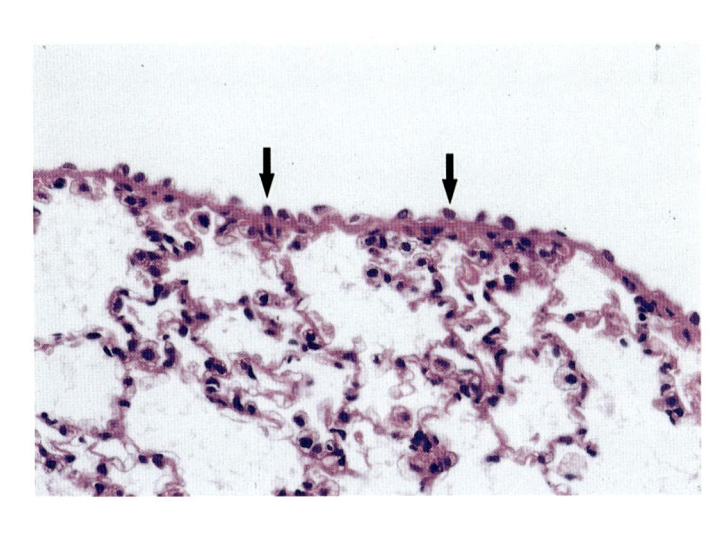

図56 ラット胸膜
 一層の胸膜細胞（↓）が目立つことがある。(100倍)

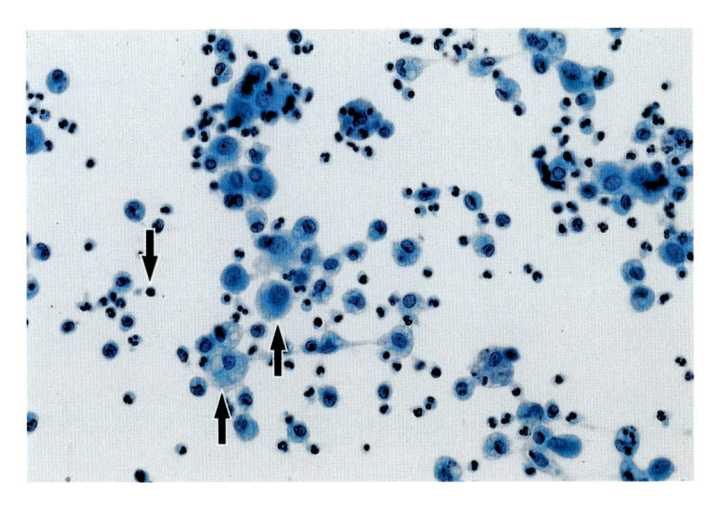

図57 ヒト胸水中の胸膜細胞
 胸膜炎患者の胸水中に小型の炎症細胞（↓）（リンパ球），および大型の胸膜細胞（↑）を認める。パパニコロー染色（細胞診標本）。(100倍)

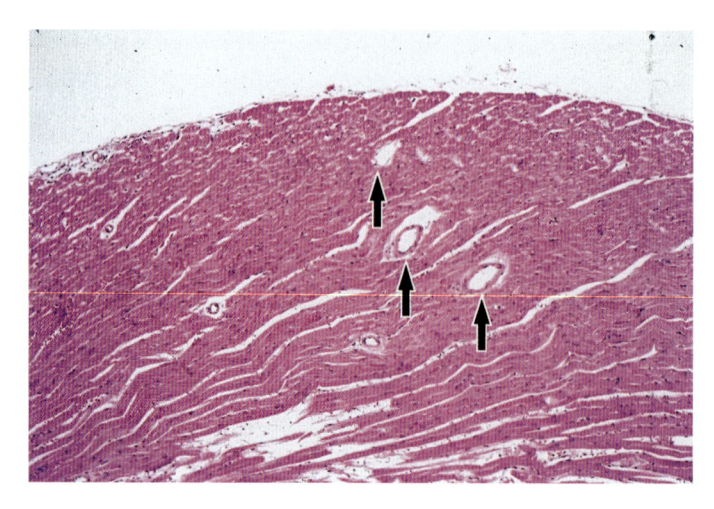

図58　心筋
BALB/c マウスにおける左室の厚い横紋筋層の縦断面である。筋層内に冠血管を認める（↑）。(25倍)

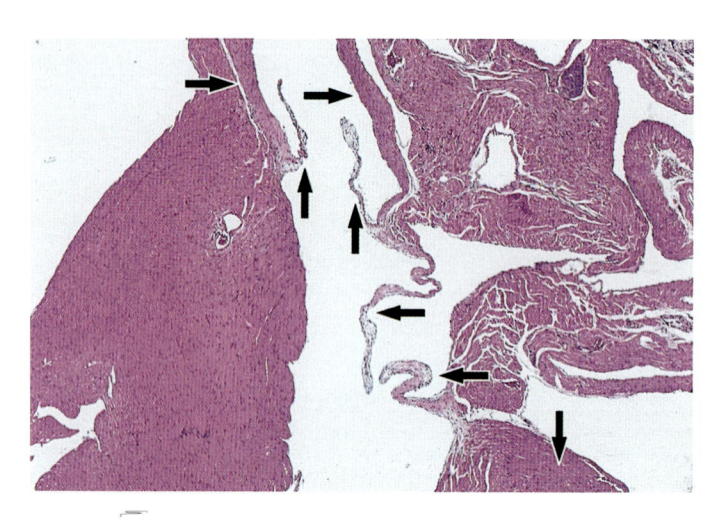

図59　心臓の弁膜
房室弁（←），および大動脈弁（↑）で，矢印は血流の方向を示す。左室の筋層（↓），および大動脈壁（→）。(11.2倍)

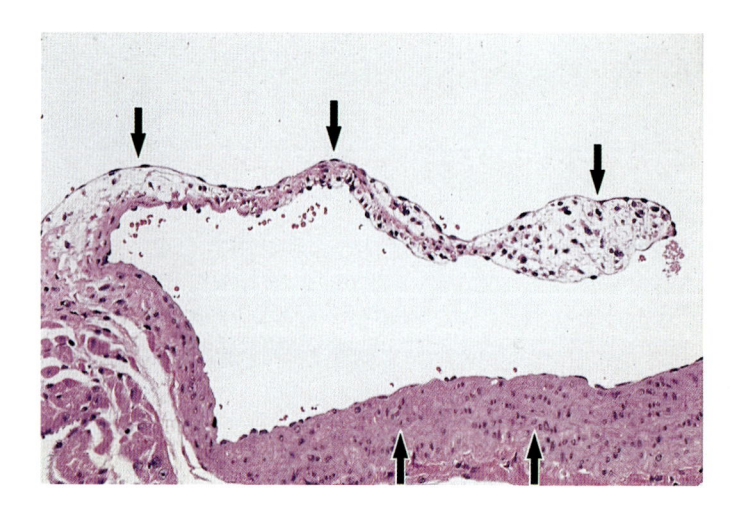

図60　大動脈弁
図59の拡大である。表面は心内膜（↓）でおおわれる。下方は大動脈壁（↑）である。(60倍)

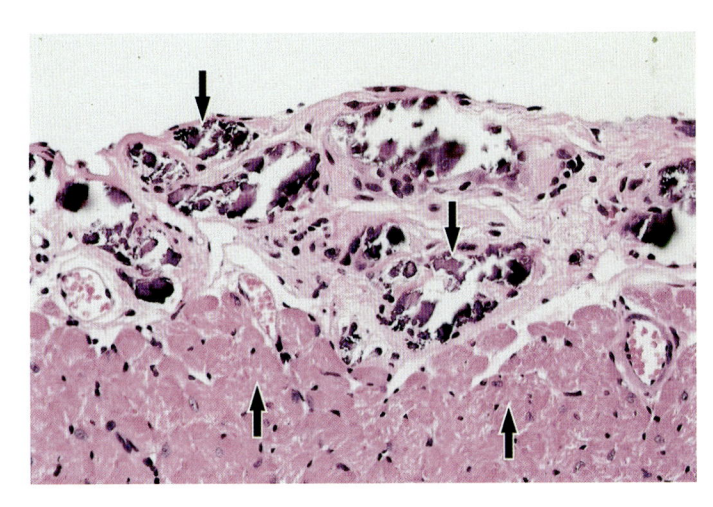

図61　左室壁の石灰化巣
　心外膜は肥厚し，多数の石灰化巣（↓）を認める。下方は心筋（↑）。(80倍)

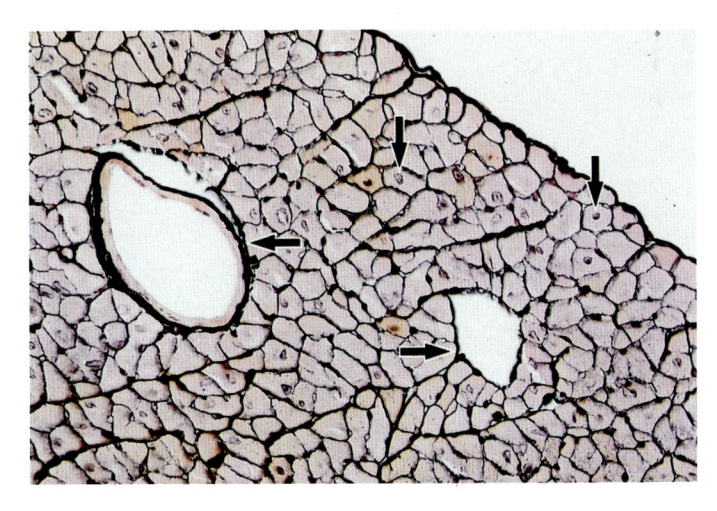

図62　心筋の細網線維
　心筋の横断面において，心筋細胞の周囲は細網線維でおおわれていることを示す。核（↓）は中央部に存在する。壁の厚い冠動脈（←），薄い冠静脈（→）を認める。鍍銀染色。(100倍)

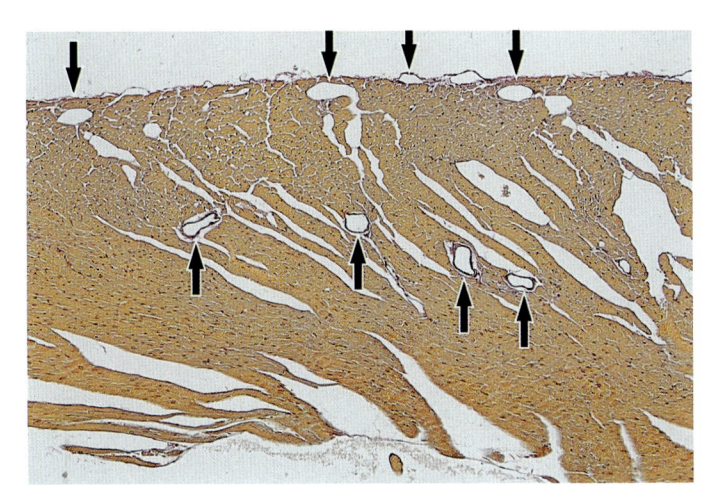

図63　冠血管の配置
　左室における冠血管は，心外膜に近い部位に冠静脈（↓），深部に冠動脈（↑）が並ぶ。EVG染色。(25倍)

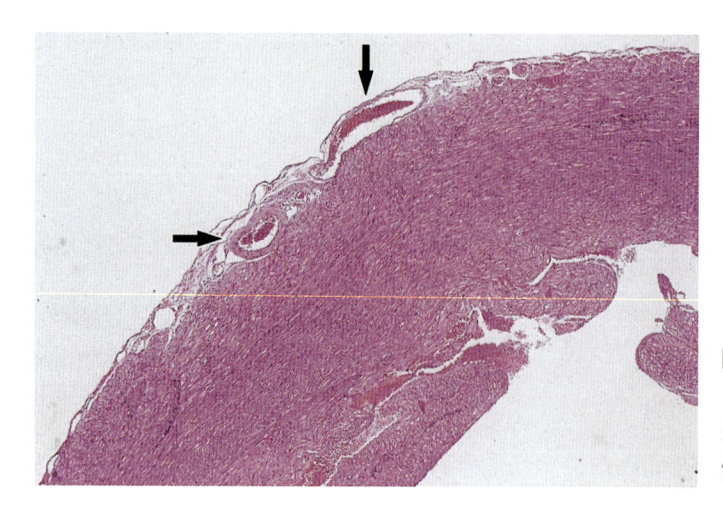

図64　モルモット冠血管
　左室の外膜側に冠動脈（→）および冠静脈（↓）の走行を認める。（10倍）

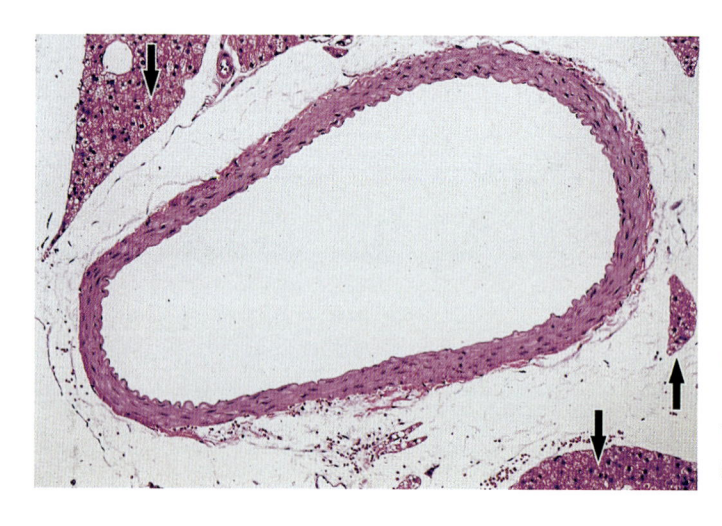

図65　大動脈
　BALB/cマウスの胸部大動脈の断面。周囲の組織（↓↑）は褐色脂肪組織。（33.7倍）

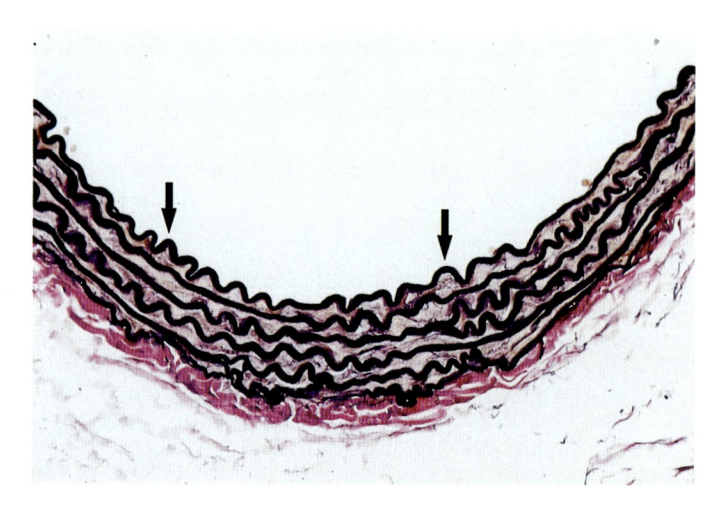

図66　大動脈（EVG染色）
　約6本の黒く染まる弾性線維（↓）が，大動脈壁を構成する。弾性線維は不規則な蛇行を示す。（100倍）

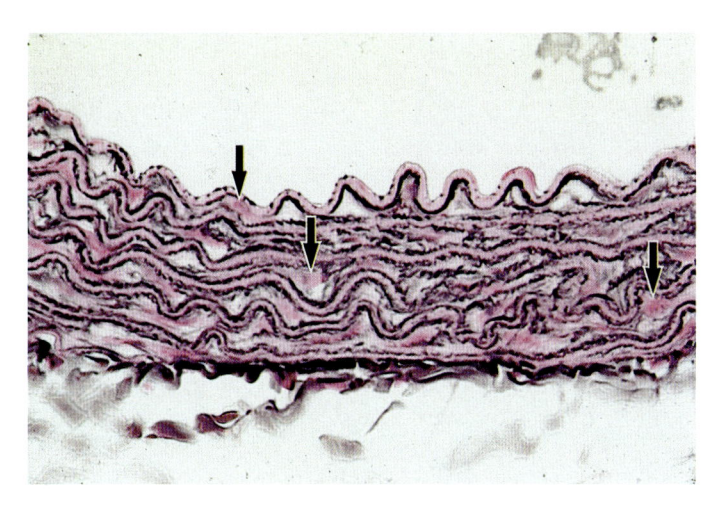

図67 大動脈（鍍銀染色）
弾性線維の周囲に黒染する細網線維を認める。太い弾性線維の間に、ピンクに染まる平滑筋細胞（↓）がある。（200倍）

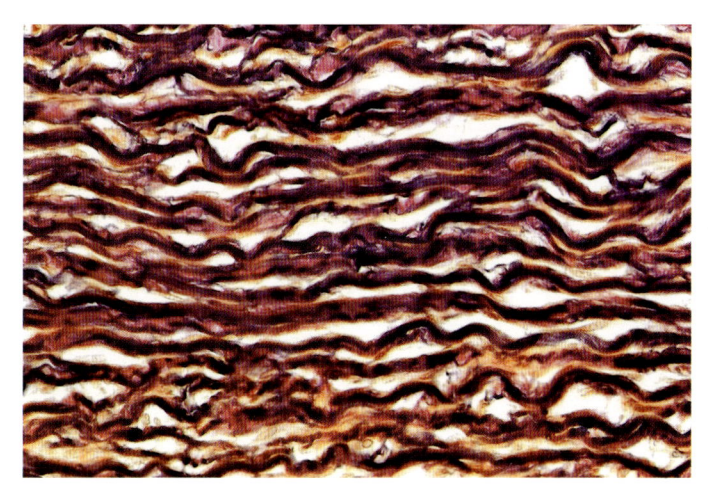

図68 ヒト大動脈（EVG染色）
ヒト大動脈における弾性線維の太さは、マウス（図66）に比べるとやや太いが、蛇行は少ない。（100倍）

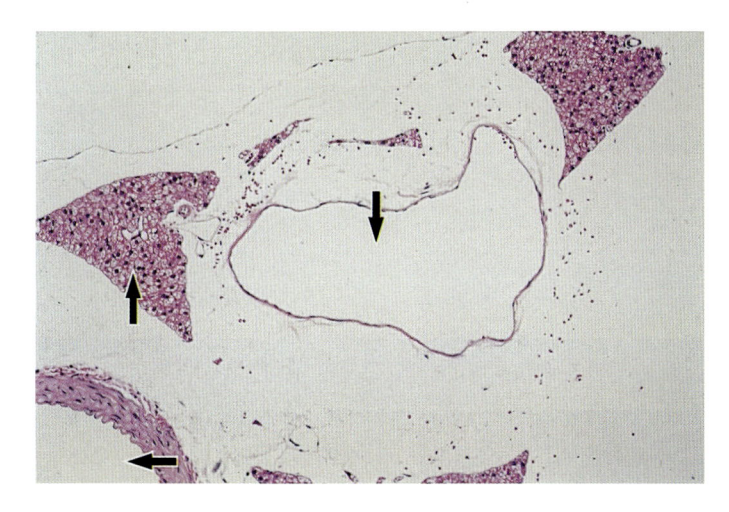

図69 大静脈
壁の薄い大静脈（↓）を示す。大動脈（←）、および褐色脂肪組織（↑）を周囲に認める。（33.7倍）

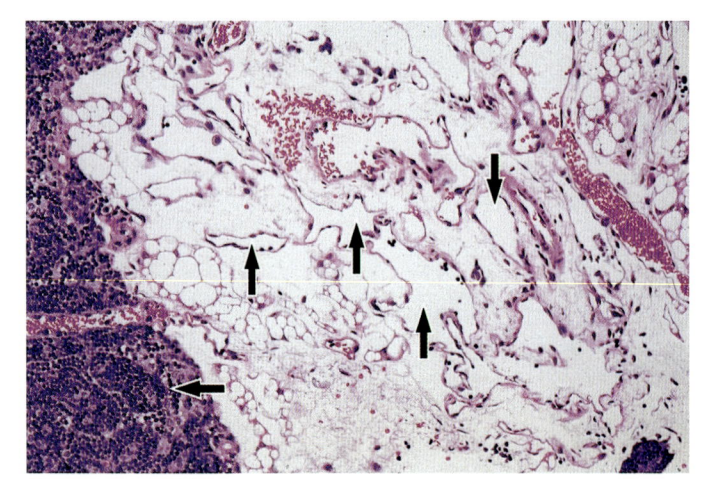

図70 リンパ管
リンパ節(←)周囲に多数のリンパ管(↓↑)が認められた部位を示す。(50倍)

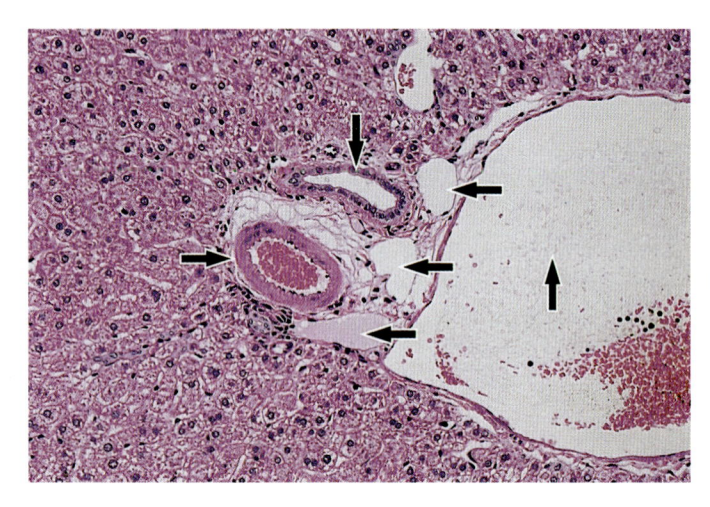

図71 ハムスターのリンパ管
ハムスター肝組織の門脈域に認めたリンパ管(←)を示す。動脈(→),静脈(↑),および胆管(↓)が周囲に存在する。基本的にはマウスと同様の構造である。(50倍)

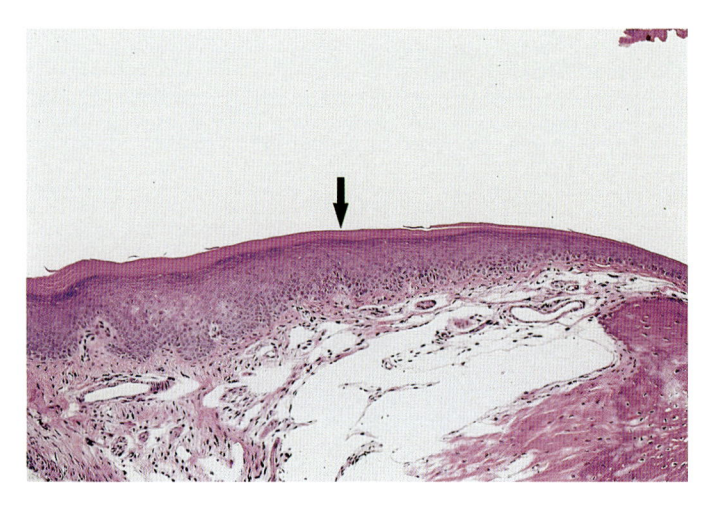

図72 口唇
BALB/cマウスの口唇で,肥厚した扁平上皮(↓)を認める。扁平上皮には角質層,顆粒層を認める。(25倍)

カラーアトラス 77

図73 舌
　扁平上皮でおおわれ，糸状乳頭は舌根の方向（←）へ傾いている。(25倍)

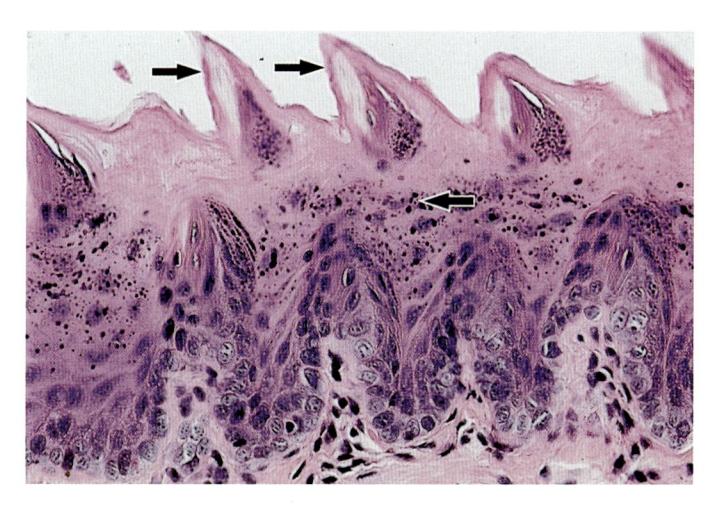

図74 舌の糸状乳頭
　乳頭の舌根側に半透明のツメ状の構造物（→）を認める。扁平上皮には顆粒層を認める（←）。(100倍)

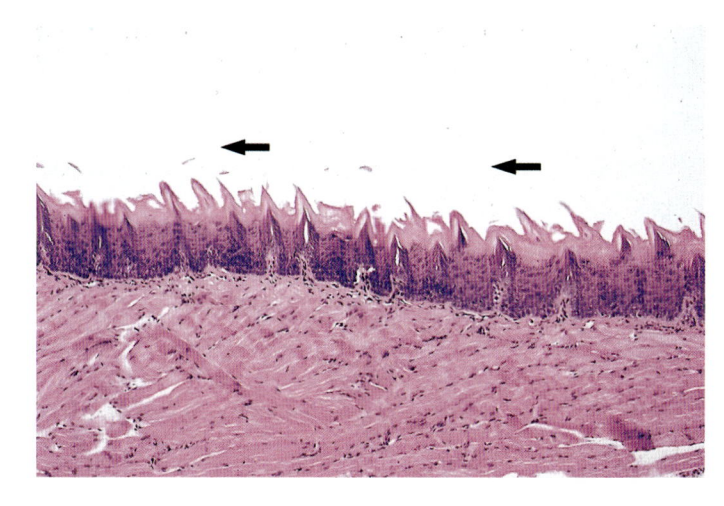

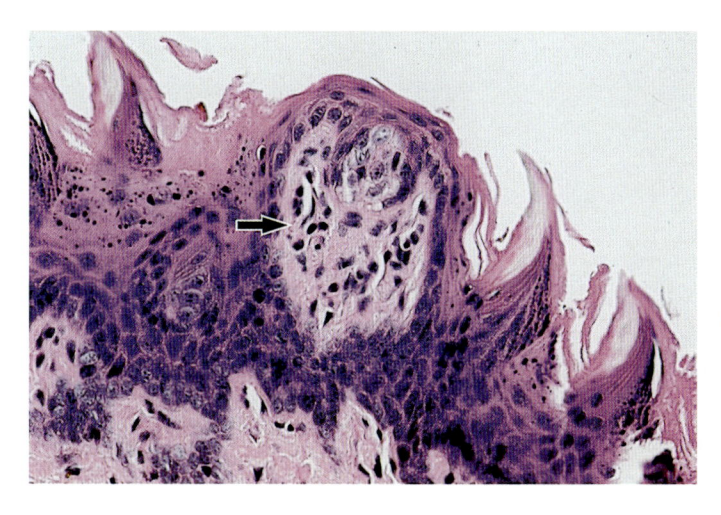

図75 味蕾
　味蕾（→）の表面は味覚を感じるという目的のため，表面の角質層は存在しない。乳頭の形状は茸状である。(100倍)

78 カラーアトラス

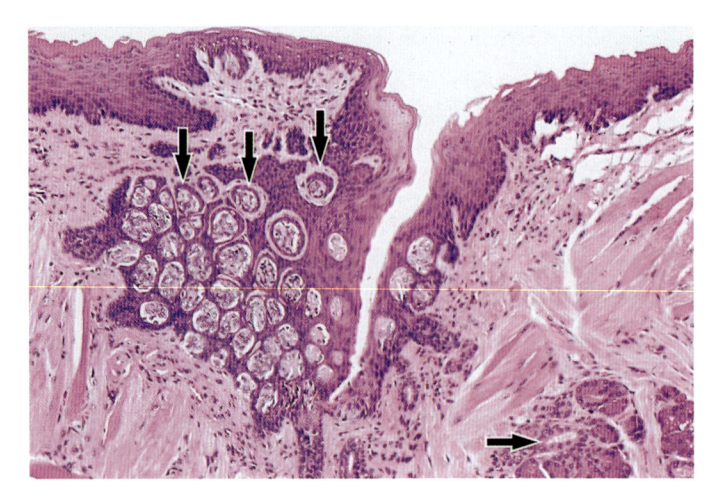

図76 舌根部の味蕾
舌根部には多数の味蕾（↓）が集まっている。味蕾の周囲には，味覚を新たにするための唾液腺（漿液腺→）が存在する。(39倍)

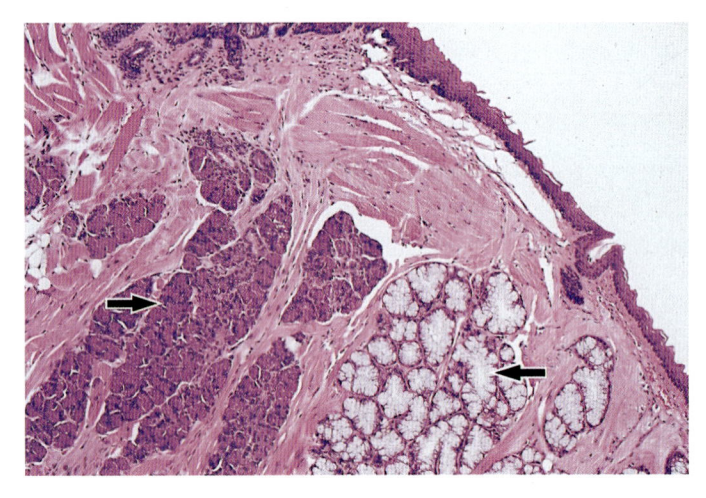

図77 舌に付属する唾液腺
舌根部にはよく発達した漿液腺（→）および粘液腺（←）を認める。(25倍)

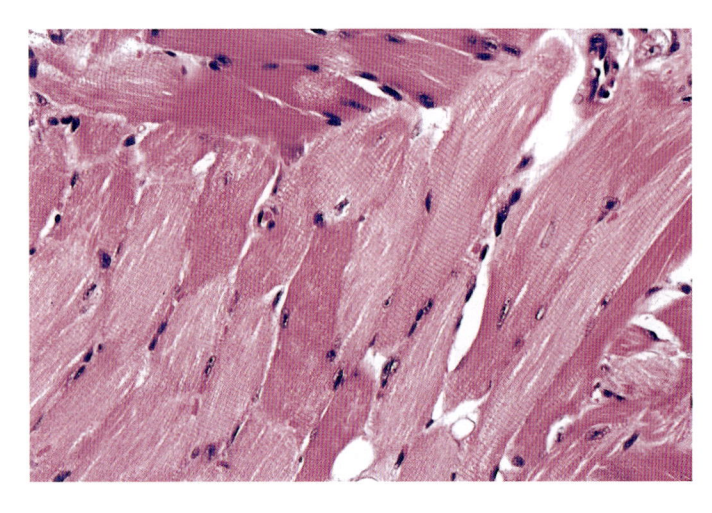

図78 舌筋
舌の運動を制御する横紋筋が複雑に交錯している所見である。(100倍)

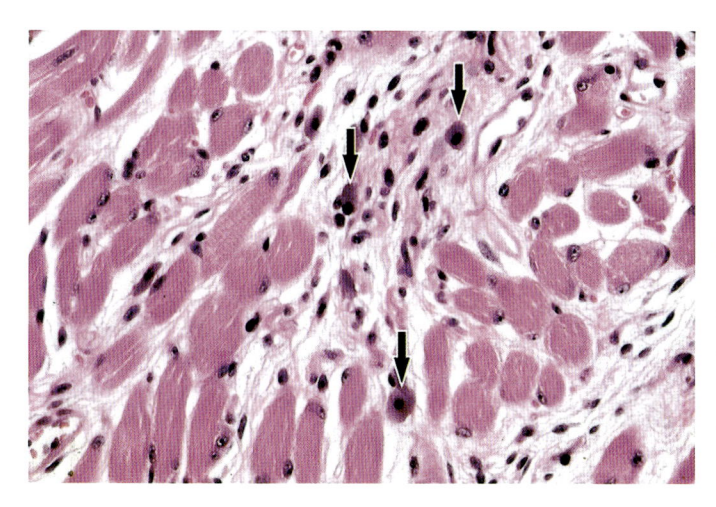

図79　舌尖部のマスト細胞
　交錯する横紋筋の間質には，線維性細胞が増加しており，その中にやや大型の単核細胞（マスト細胞↓）を認める。この増加したマスト細胞の，生物学的意義は不明である。（100倍）

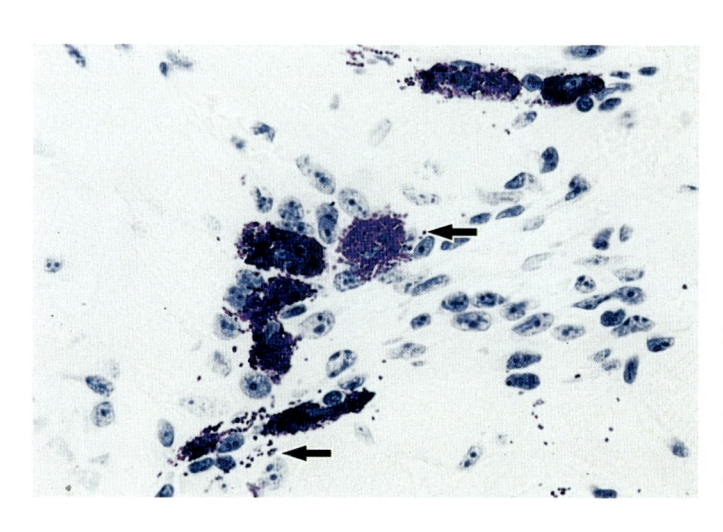

図80　マスト細胞
　図79に見られたマスト細胞のトルイジン・ブルー染色である。赤紫色（異染性である）の顆粒（←）が認められる。（200倍）

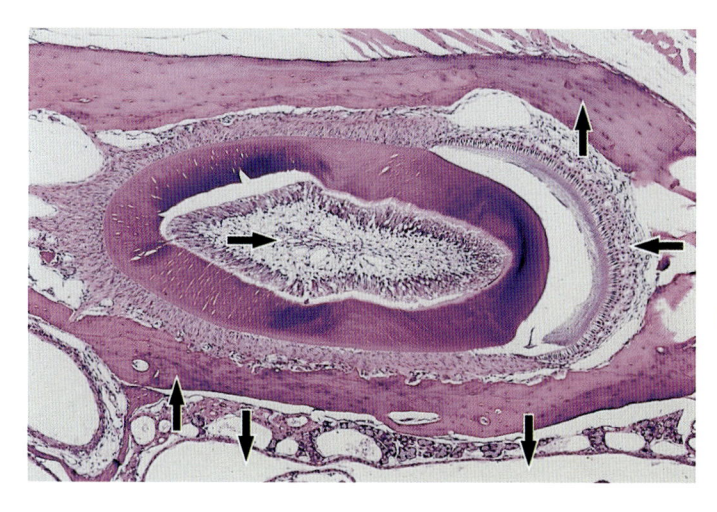

図81　歯
　前額断標本に認めた前歯である（脱灰標本）。周囲は歯槽骨（↑），副鼻腔（↓）である。エナメル芽細胞（←），歯髄（→）を認める。（20倍）

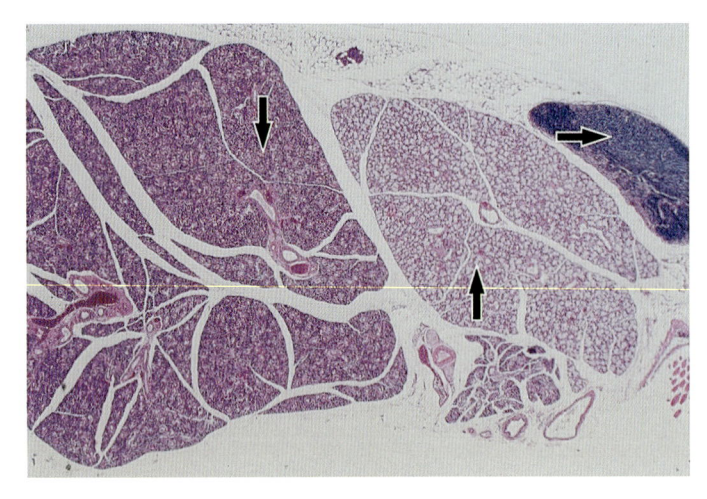

図82 顎下腺・舌下腺
顎下腺（↓）は漿液腺，舌下腺（↑）は混合腺である。顎下部のリンパ節（→）を認める。(7.65倍)

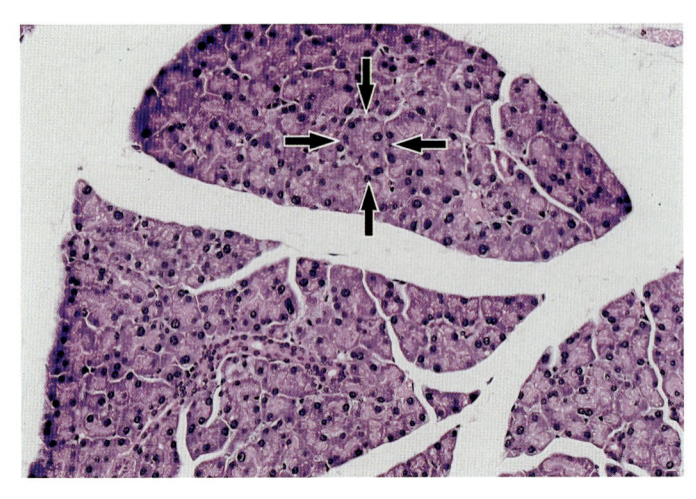

図83 耳下腺
漿液腺で，多数の腺房（↓↑→←）からなる。(50倍)

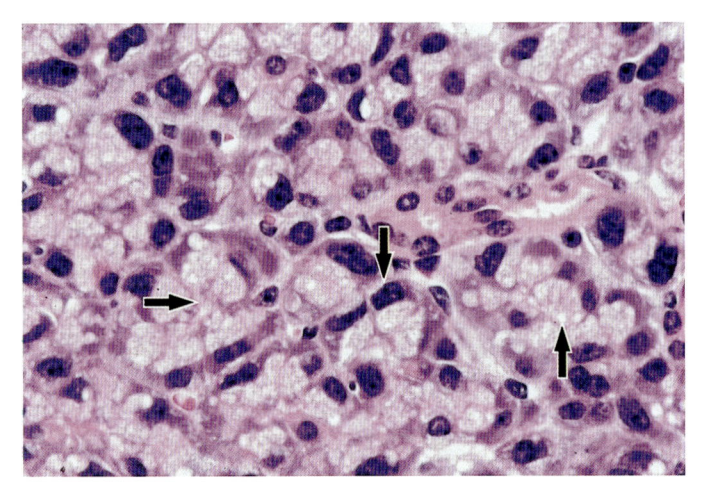

図84 耳下腺の拡大
腺房における核（↓）は基底部に存在し，細胞質（↑）は不規則な空胞状を呈する。腺房の中心部には導管の始まりの部位（→）が存在するが，細いので見えない。(200倍)

カラーアトラス　81

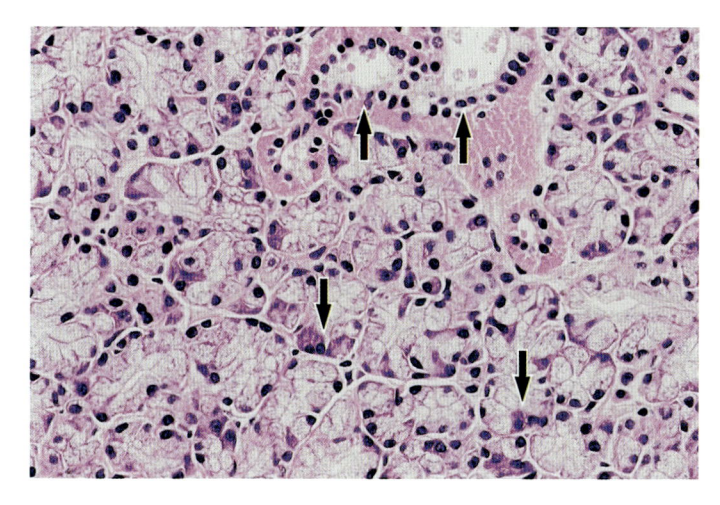

図85　舌下腺
　粘液腺優位の混合腺である。わずかではあるが，漿液腺（↓）を認める。上方に導管の介在部（↑）がある。（100倍）

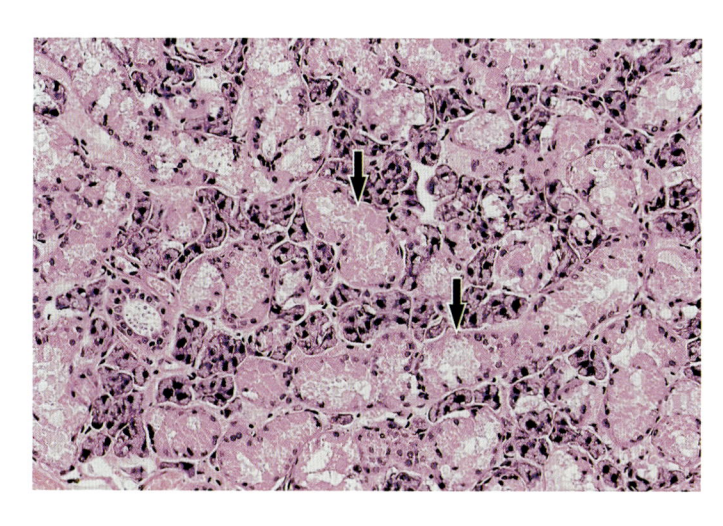

図86　顎下腺（雄）
　顎下腺自体は漿液腺であるが，介在部（↓）の占める割合が唾液腺本来の腺房組織よりも多い。介在部は自己融解して，構造が崩れている。（50倍）

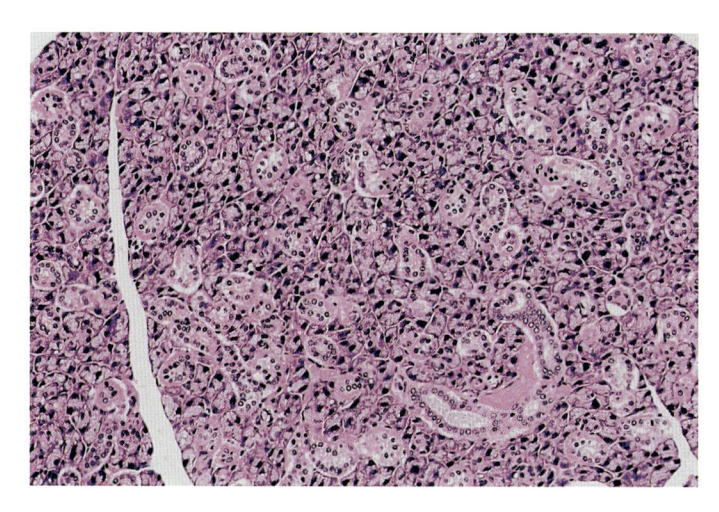

図87　顎下腺（雌）
　雌雄の差が著しく，図86と同じ臓器とは思えないほどである。漿液腺である。（50倍）

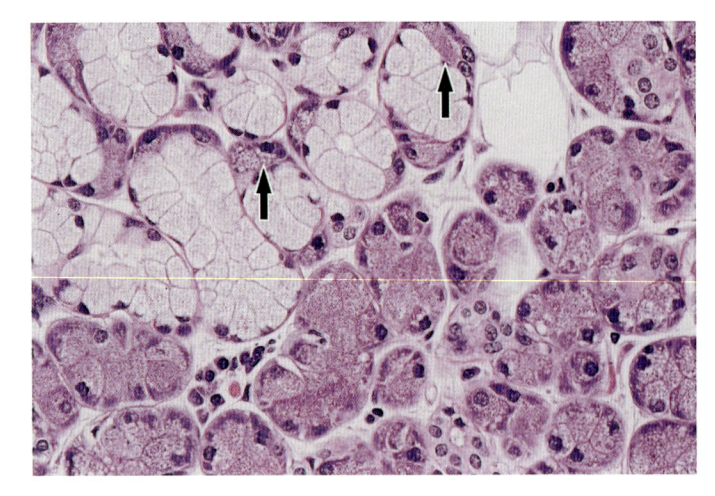

図88　ヒト顎下腺
　漿液腺優位の混合腺で，1個の腺房において二つの腺が"混合"する場合には，漿液腺が周辺に存在して"漿液半月"（↑）を形成する。（100倍）

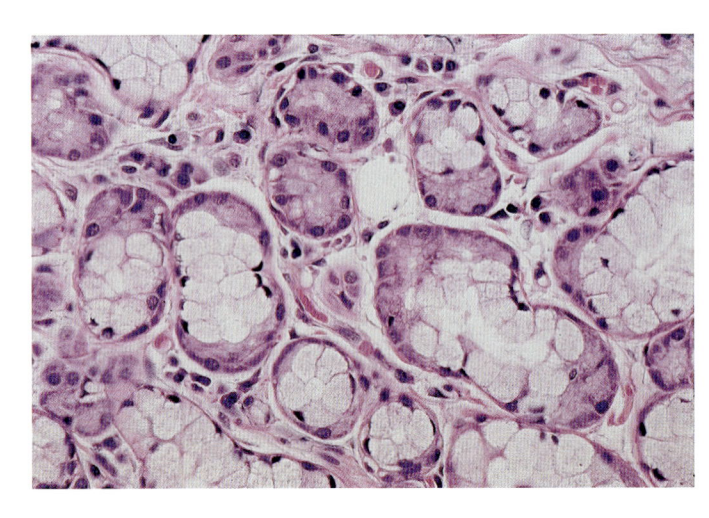

図89　ヒト舌下腺
　粘液腺優位の混合腺である。マウスの舌下腺に似ている。マウス舌下腺（図85）と比べると，腺房が大きい。（100倍）

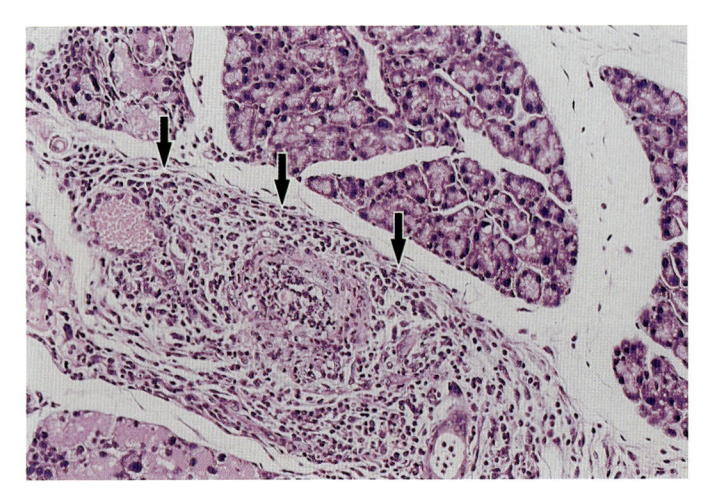

図90　耳下腺炎
　BALB/c（雄）マウスの耳下腺に認められた炎症像（↓）である。この炎症所見の原因，生物学的意義は今のところ不明である。（50倍）

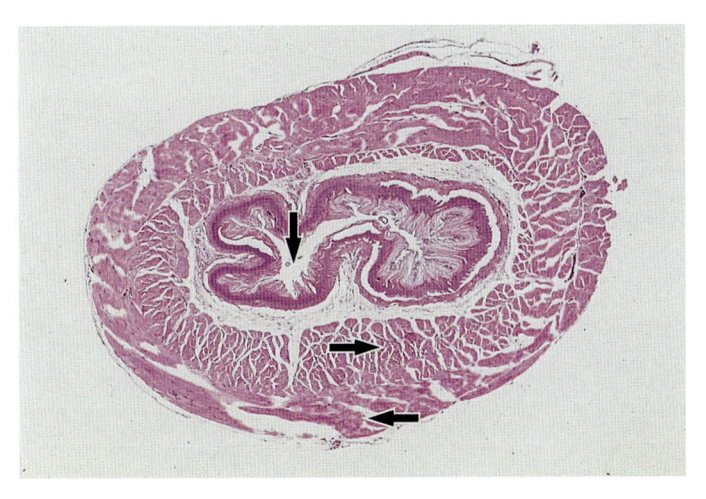

図91 食道
　BALB/c マウスの食道である。内腔（↓）は狭く見えるが，食物が通過する時には拡張する。外側の筋層（←）と内側の粘膜層（→）からなる。(15倍)

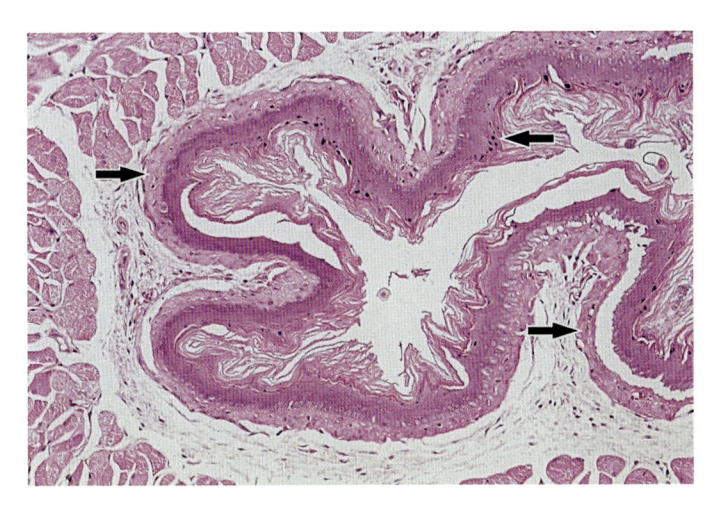

図92 食道の拡大図
　内腔の表面は扁平上皮（←）でおおわれ，その外側には粘膜筋板（→，lamina muscularis mucosae）があり，平滑筋からなる。(50倍)

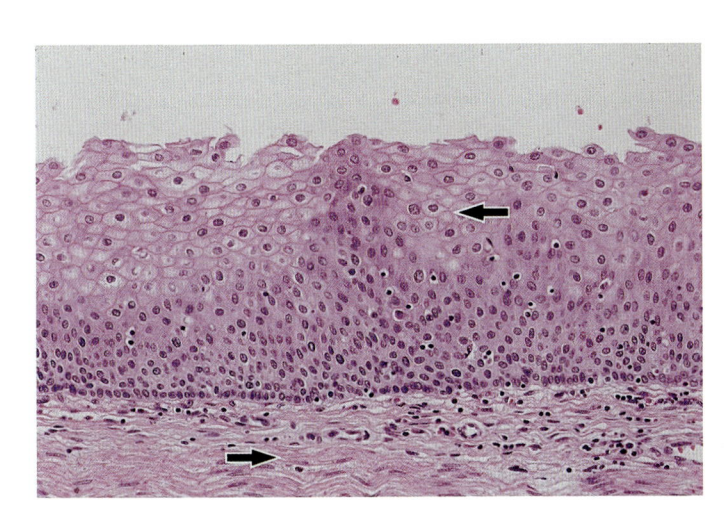

図93 ヒト食道
　扁平上皮（←）には，角質層，顆粒層を欠く。扁平上皮の下は粘膜筋板（→）である。9歳，男児，急性リンパ性白血病。(50倍)

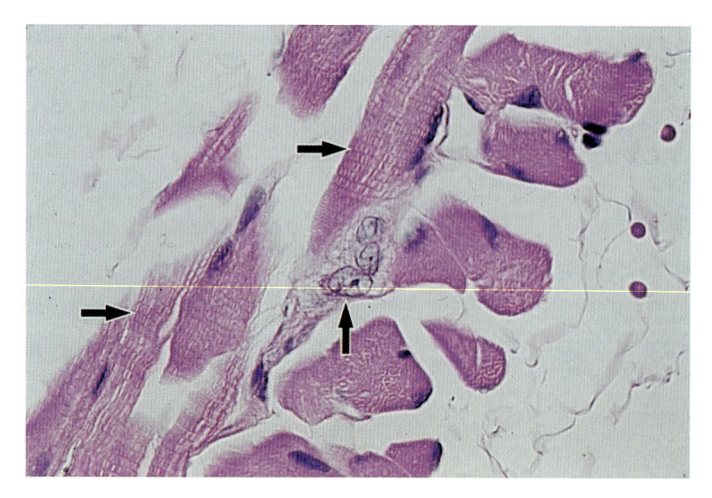

図94 食道筋層
横紋筋の横紋（→）を認め，筋層の間に神経節細胞（筋間神経叢）（↑）がある。（200倍）

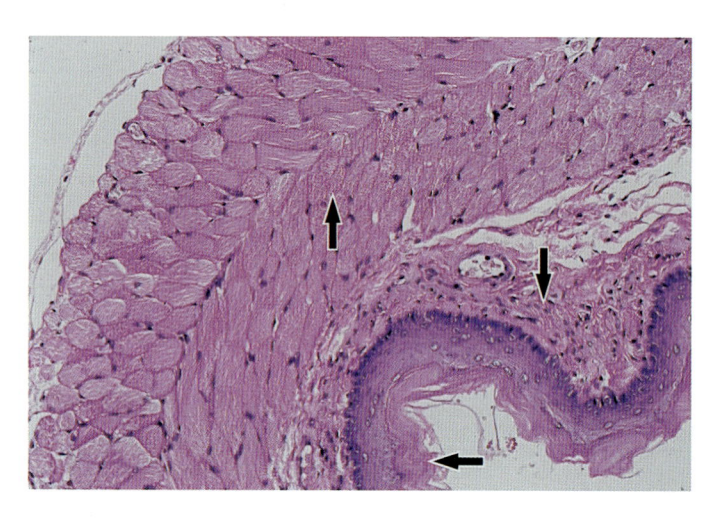

図95 ラット食道
マウスの食道に似ており，扁平上皮からなる粘膜（←），粘膜筋板（↓），二層の固有筋層（↑）を認める。（50倍）

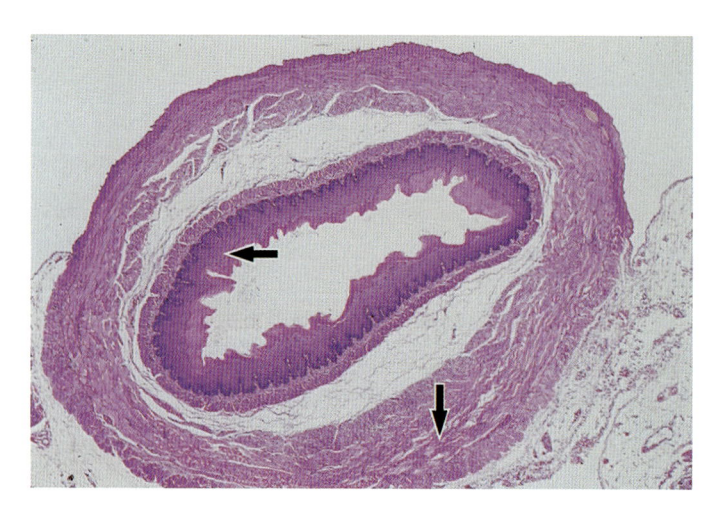

図96 モルモット食道
粘膜・粘膜筋板（←）の外側に不規則に走行する固有筋層（↓）を認める。（10倍）

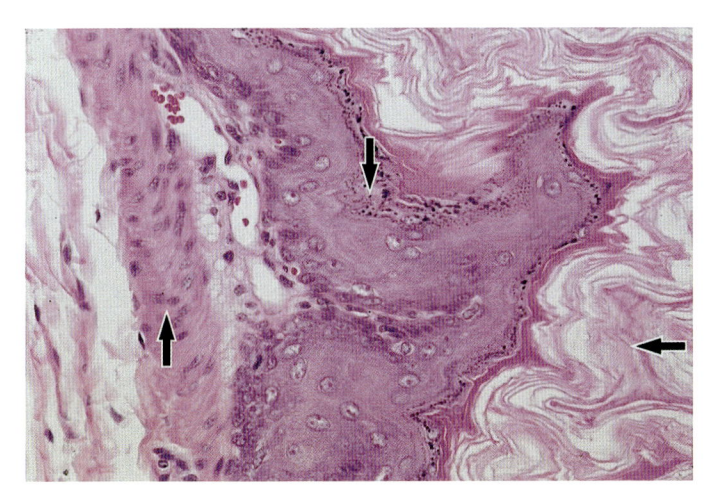

図97 胃（噴門側）
　マウスにおける胃粘膜の食道側（噴門側）は扁平上皮である。食道粘膜と同様の構造で，角質層（←），顆粒層（↓）を有し，粘膜の外側は粘膜筋板（↑）である。(100倍)

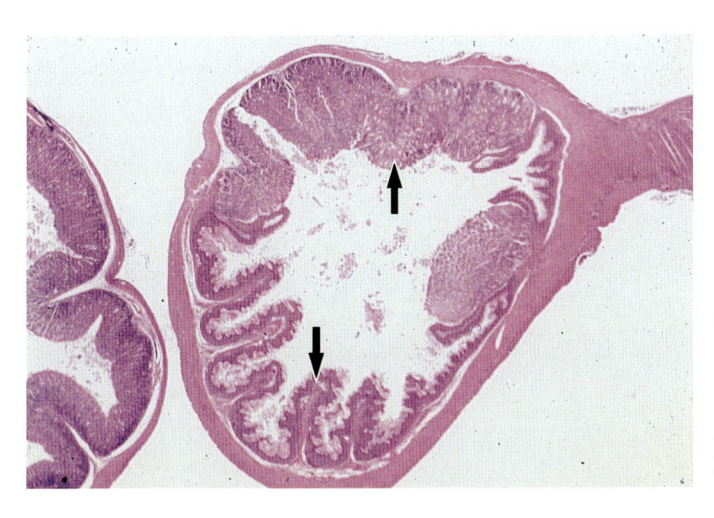

図98 胃
　図の右上（幽門側，十二指腸側）が腺上皮（↑），左下（噴門側，食道側）が扁平上皮（↓）でおおわれる。(5倍)

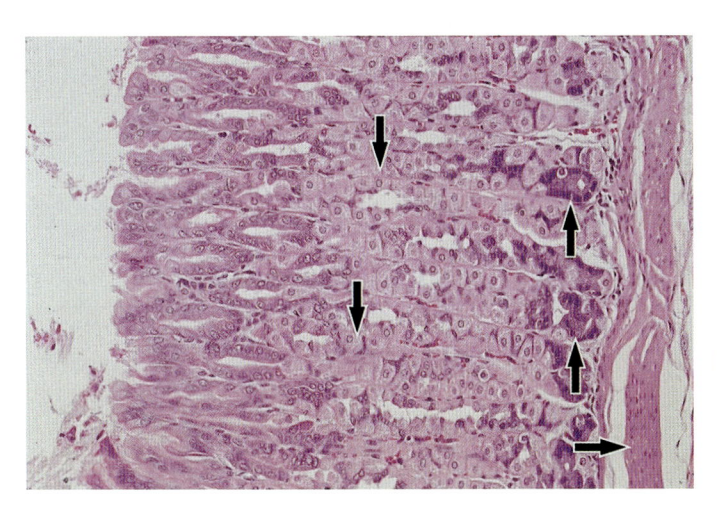

図99 胃体部
　固有胃腺の壁細胞（↓），主細胞（↑），粘膜筋板（→）を認める。(50倍)

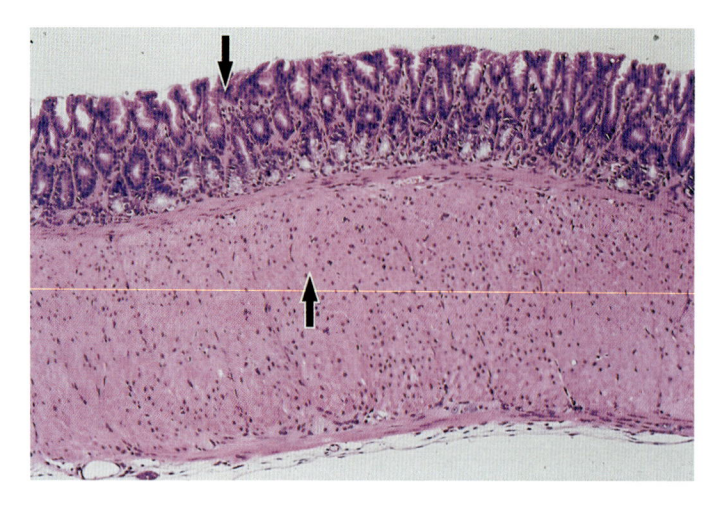

図100　前庭部
　固有筋層（↑）が肥厚しており，粘膜層（↓）はやや薄い。(30倍)

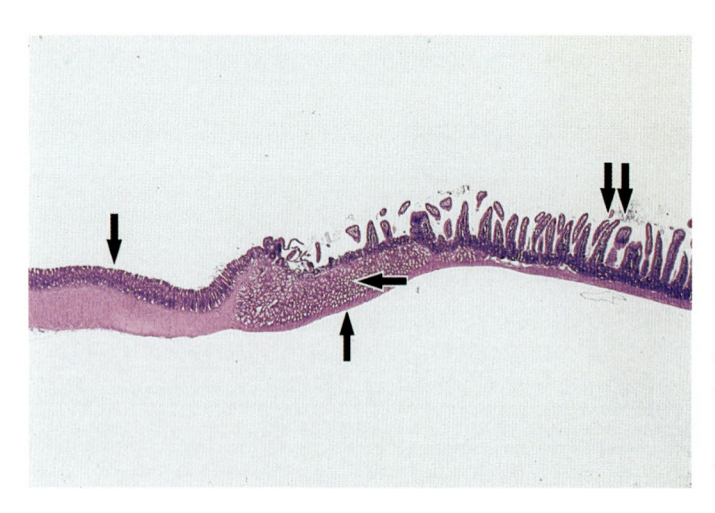

図101　胃・十二指腸・空腸
　左から胃前庭・幽門部（↓），十二指腸（↑），空腸（↓↓）を示す。十二指腸の粘膜下には，発達した腺組織（ブルンネル腺）を認める（←）。(5倍)

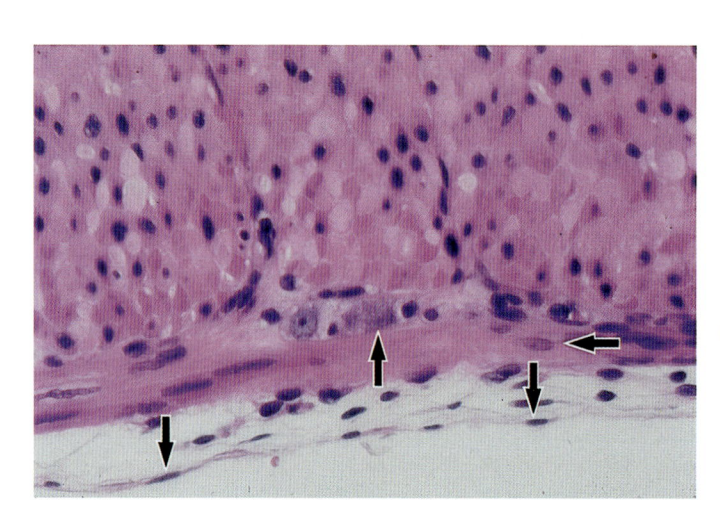

図102　胃の固有筋層
　図100の筋層は，外縦層（←）が薄くなっており，筋間神経節細胞（↑）を認める。最外層は漿膜（↓）である。(123倍)

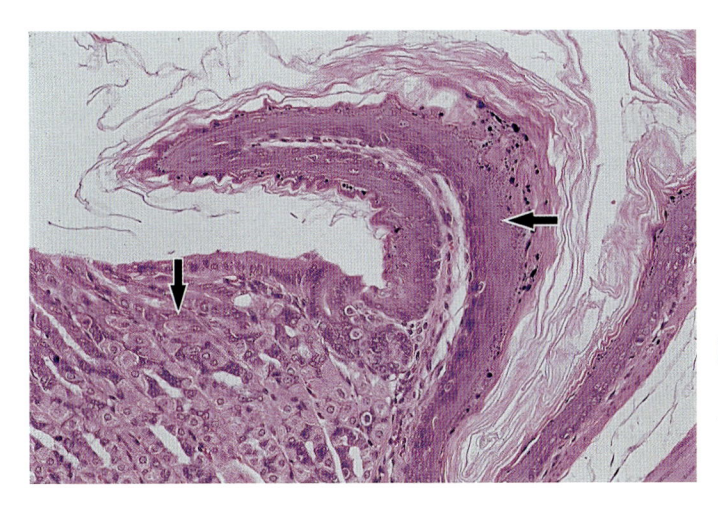

図103 胃粘膜の移行部
　胃の表面をおおう扁平上皮（←）から腺上皮（↓）への移行部を示す。（50倍）

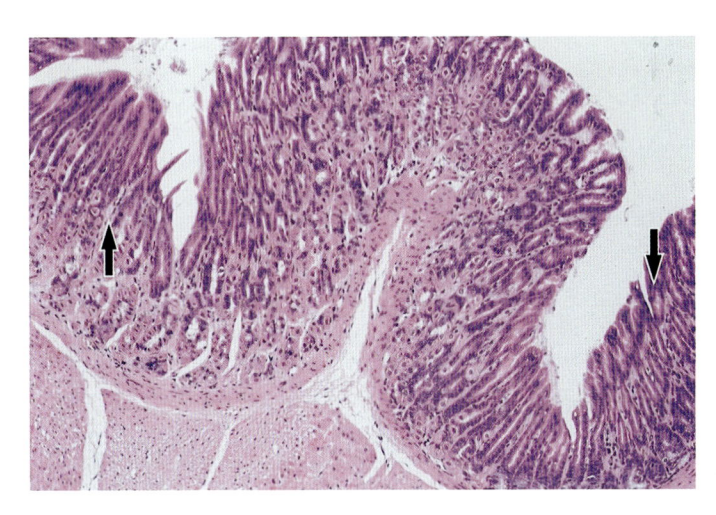

図104 胃底腺から前庭部への移行
　左側の胃底腺（↑）から，右側の前庭部（↓）への移行部である。（31倍）

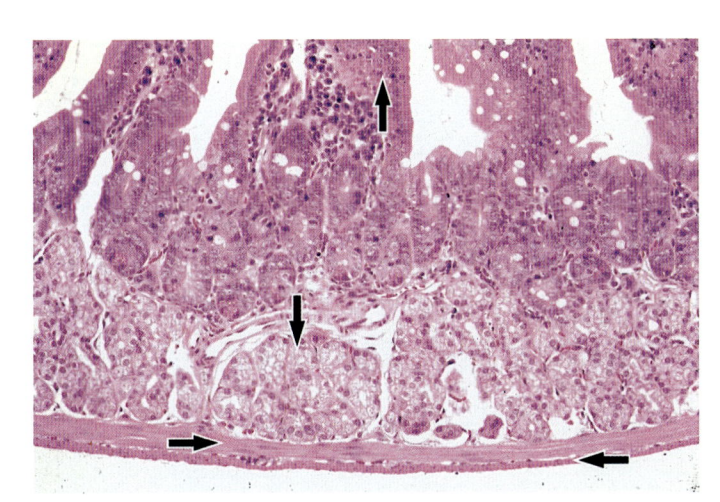

図105 十二指腸
　上から，粘膜層（↑），ブルンネル腺（↓），外輪（←）内縦（→）の固有筋層を認める。（50倍）

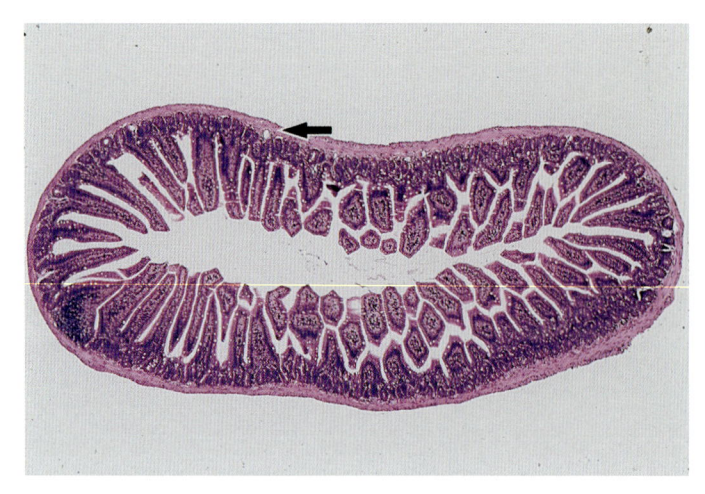

図 106　空腸
　回腸に比べると粘膜のヒダの背が高い。固有筋層（←）は，典型的な内輪外縦を示す。(12.8倍)

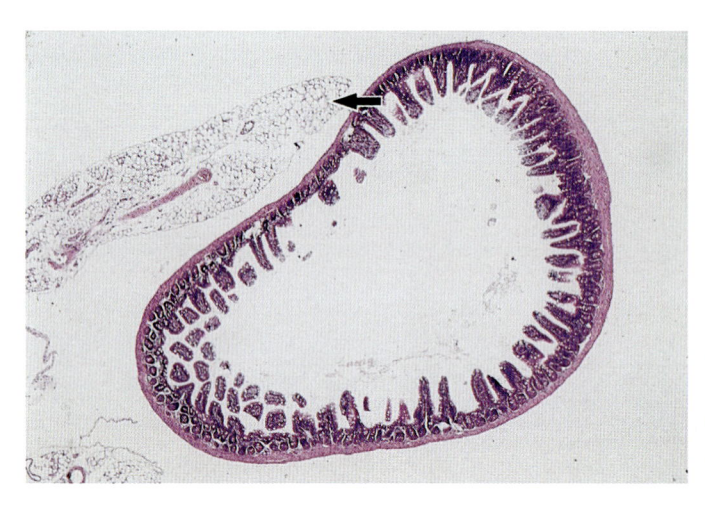

図 107　回腸
　空腸より背の低いヒダである。空腸も回腸も漿膜側の腸管膜（←）で，ゆるく背側に固定される。(10倍)

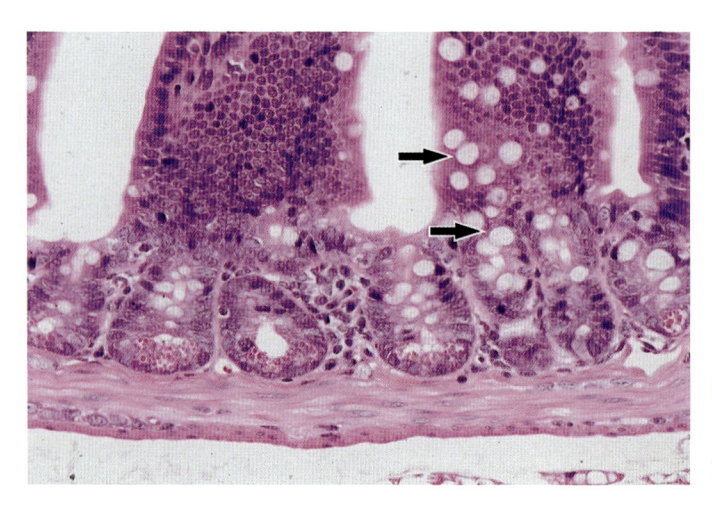

図 108　回腸の杯細胞
　空腸に比べると，杯細胞（→）の数が多いことがある。(100倍)

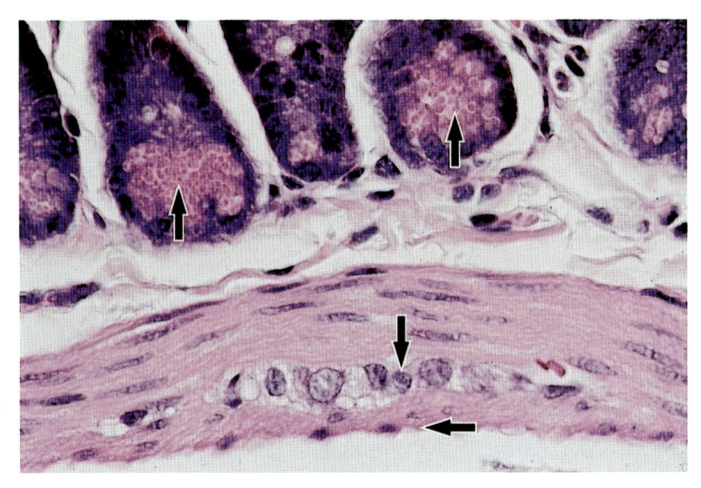

図109　空腸のパネート細胞
　赤い顆粒を有するパネート細胞（↑）を認める。筋層間には神経節細胞（↓）がある。最外層は漿膜（←）でおおわれる。（200倍）

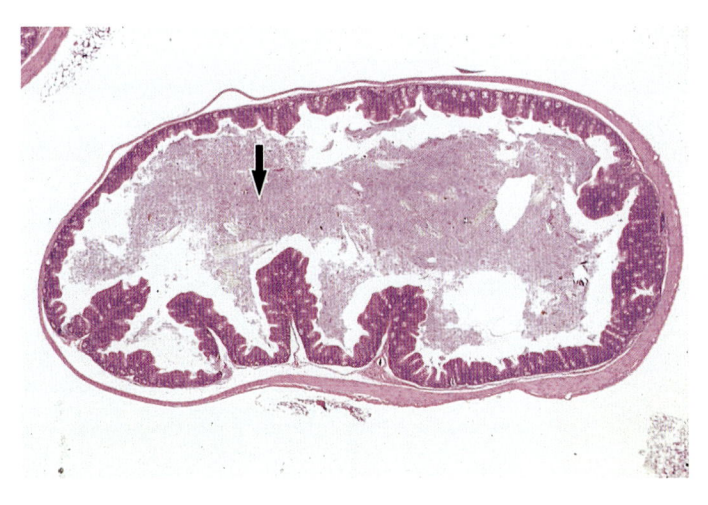

図110　盲腸
　盲端になっている臓器で，ヒダ・腸腺の発達は結腸に比べると不十分である。内腔には消化物（↓）を容れる。盲腸における盲端部のリンパ装置は図27を参照のこと。（10倍）

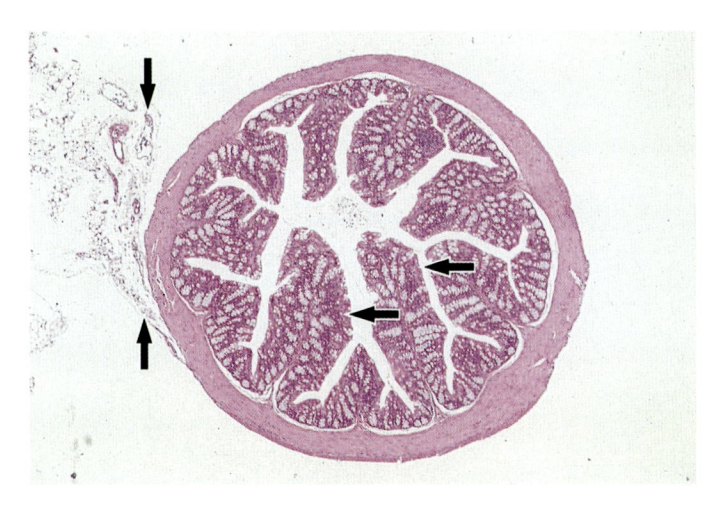

図111　大腸
　背の高い絨毛状（←）になった粘膜，腸間膜（↑）と脈管（↓）を認める。（10.6倍）

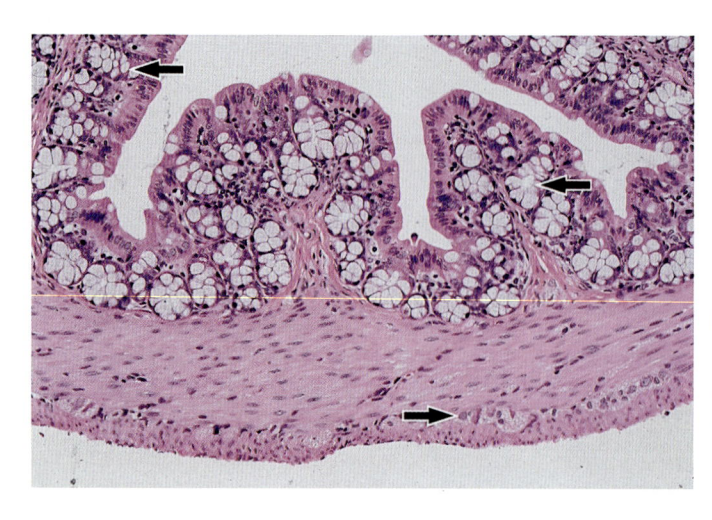

図112 大腸の杯細胞
大腸の粘膜上皮には発達した杯細胞(←)を認める。固有筋層の内輪と外縦との間には, 筋間神経叢がある(→)。(50倍)

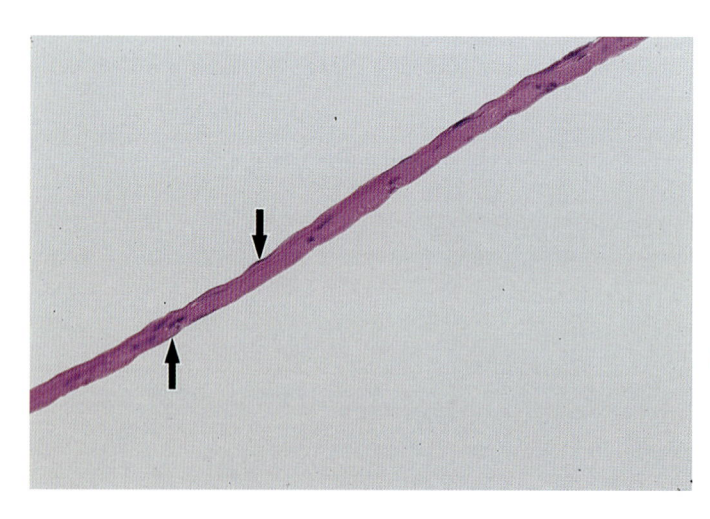

図113 横隔膜 (腱様部)
膠原線維からなり, 両側は扁平な漿膜細胞 (胸膜と腹膜)(↑↓)でおおわれる。(100倍)

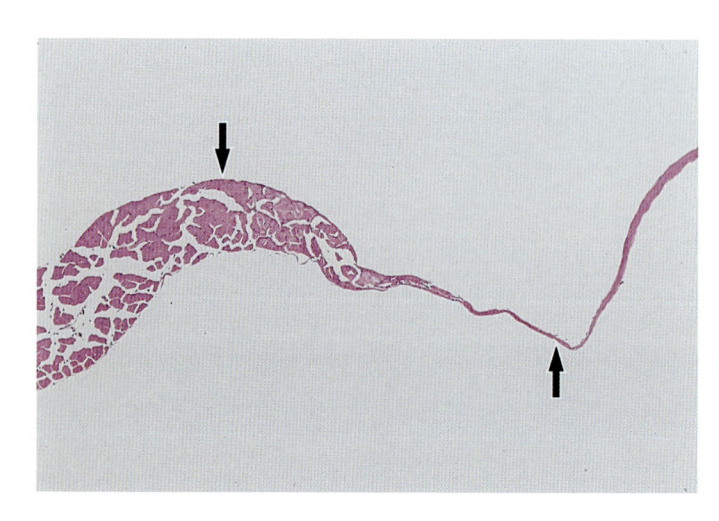

図114 横隔膜 (筋様部から腱様部への移行)
左側の筋様部(↓)から, 中心部の腱様部(↑)と移行する。(20倍)

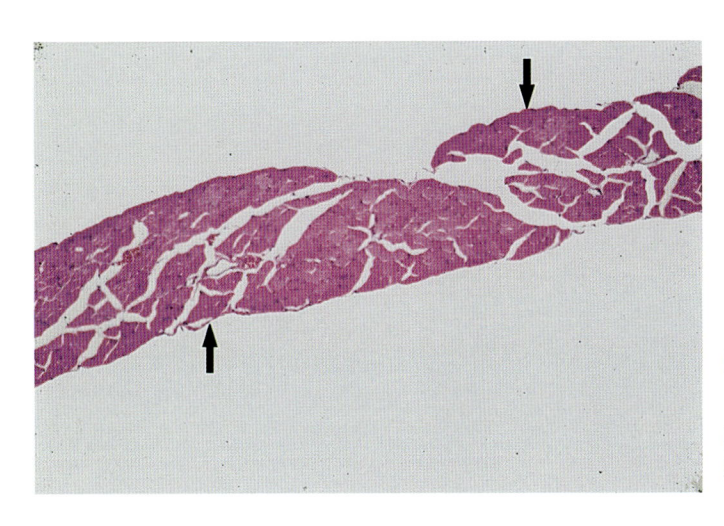

図115　横隔膜（筋様部）
　横紋筋線維からなる組織である。両側（↓↑）は，腱様部（図113）と同様に漿膜細胞でおおわれる。(25倍)

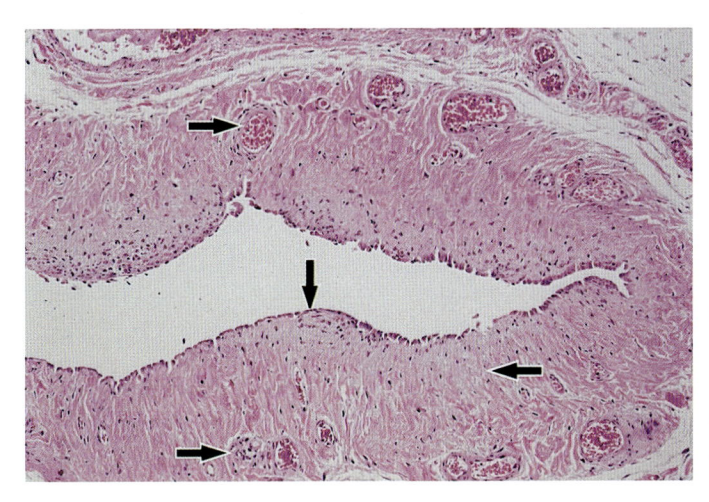

図116　ヒト鼠径ヘルニア嚢
　嚢状のスペースは，一層の腹膜細胞（↓）でおおわれる。ヘルニア嚢の壁は，線維性結合組織（←）および脈管（→）からなる。(25倍)

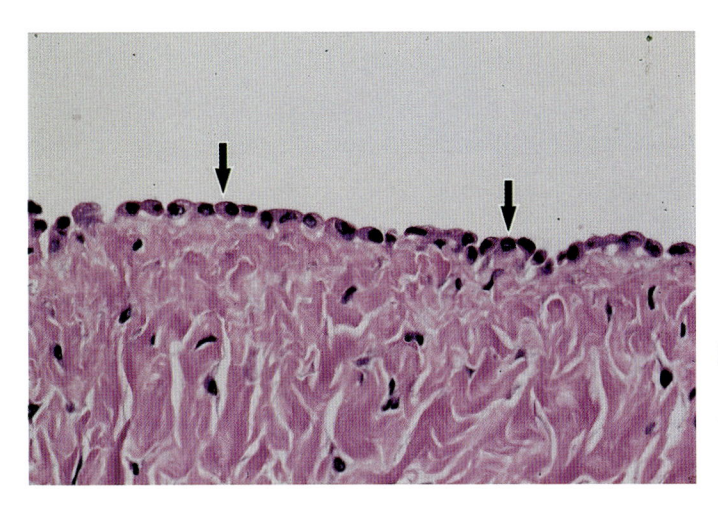

図117　ヒト腹膜細胞
　図116の拡大であるが，一層の立方状の腹膜細胞（↓）が表面をおおう。(100倍)

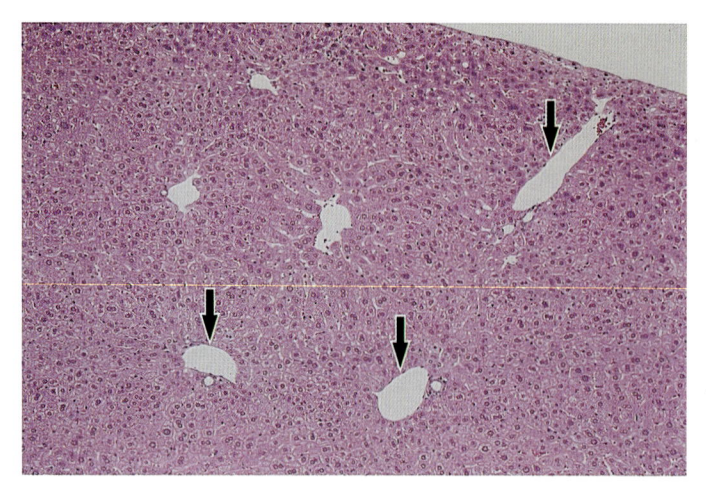

図118 肝臓
BALB/cマウスの肝組織である。肝細胞が密に配置しており，門脈域の静脈が空隙（↓）として目立つ。（25倍）

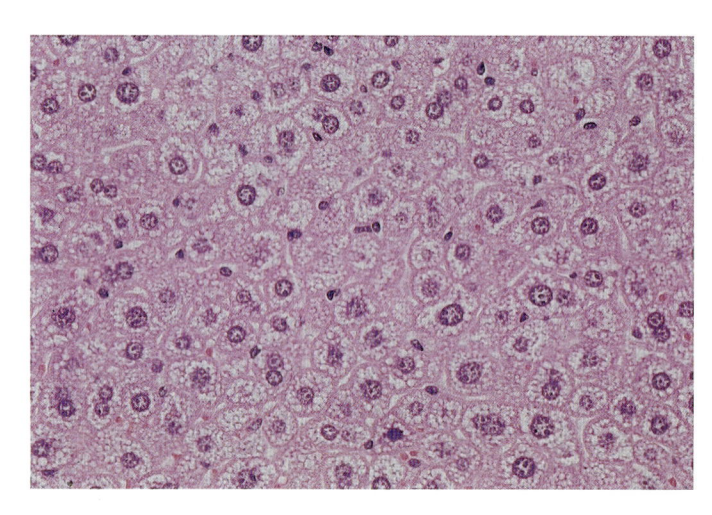

図119 肝細胞
密に配列した肝細胞は不規則な立方形を示し，やや大きめの核には大小不同を認める。（100倍）

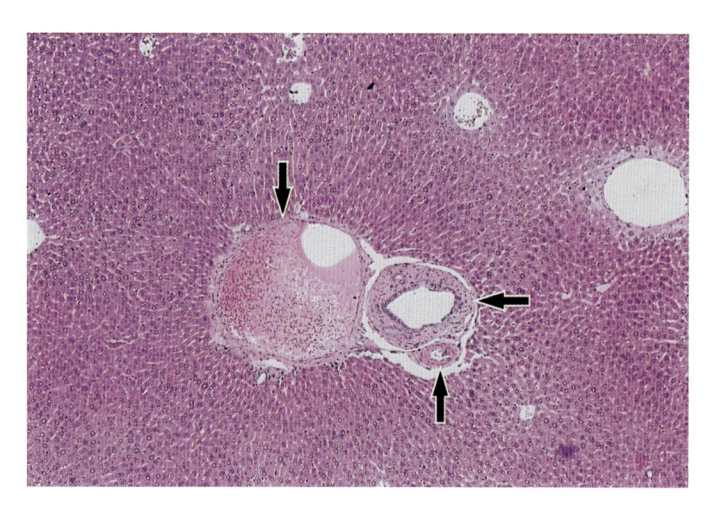

図120 肝の門脈域
門脈域には，動脈（↑），静脈（↓），胆管（←）を認める。静脈には赤血球が詰まっている。この肝組織は灌流固定を行っていない。（20倍）

カラーアトラス 93

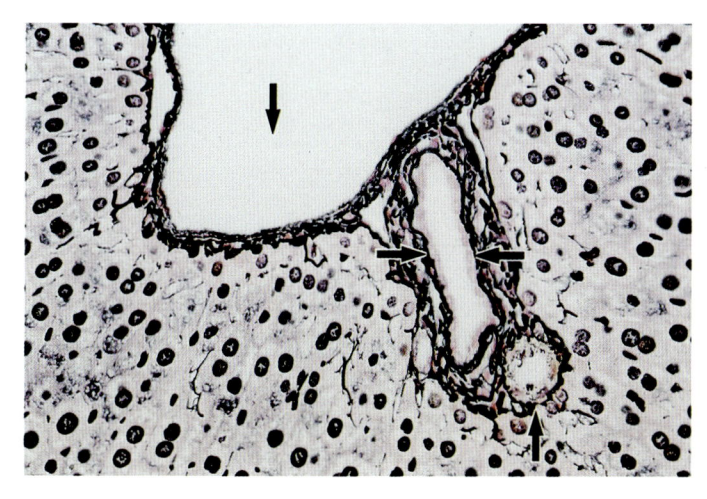

図121 肝門脈域の鍍銀染色
　太い静脈（↓），胆管（→），動脈（↑）が区別できる。胆管の内腔は一層の立方上皮（←）でおおわれている（鍍銀染色ではピンクに染まっている）。（100倍）

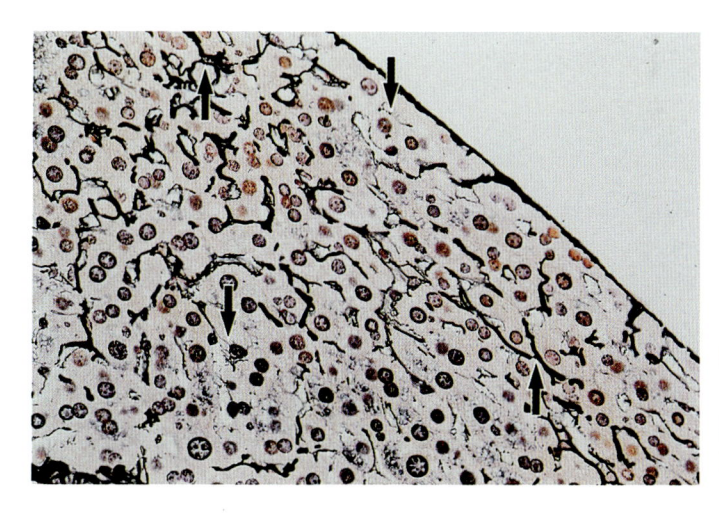

図122 肝組織（鍍銀染色）
　細い細網線維（↓）と，やや太い細網線維（↑）とが不規則に肝細胞を取り囲むのを認める。（100倍）

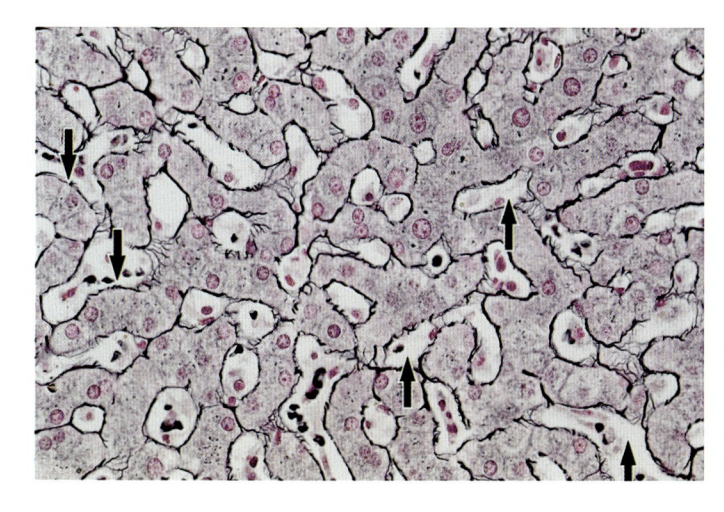

図123 ヒト肝組織（鍍銀染色）
　肝細胞が連なり"肝細胞索"の形成（↓）が明らかである。類洞（↑）は，やや開大している。（100倍）

94　カラーアトラス

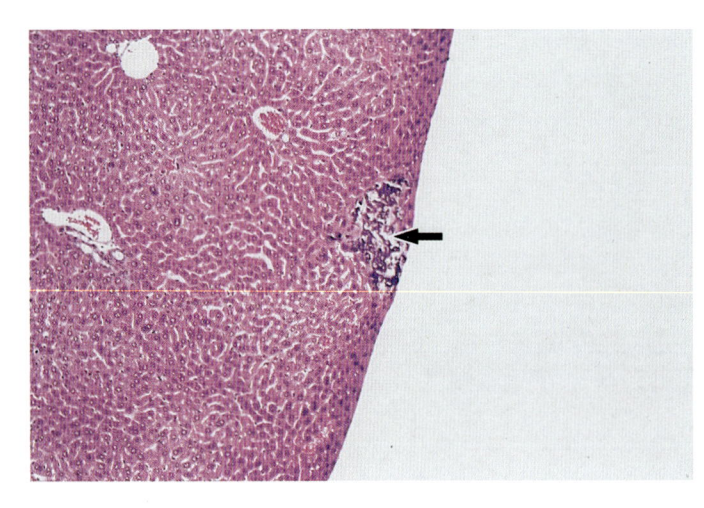

図124　肝被膜下の石灰化
肝臓組織の表面（漿膜下）に石灰化巣（←）を認める。(25倍)

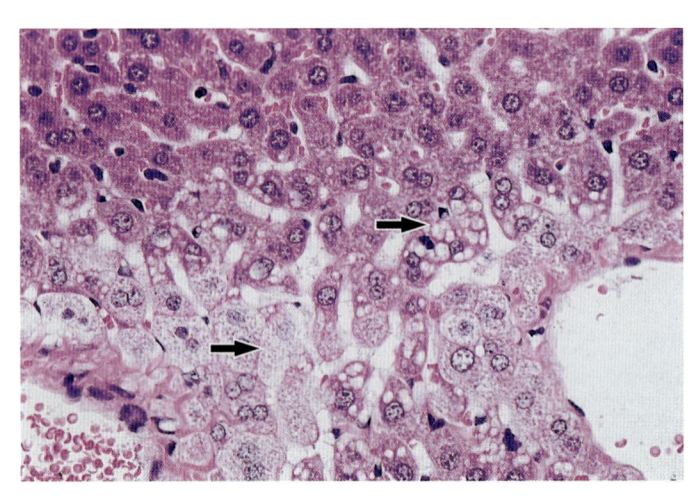

図125　肝組織の変性
灌流固定を行なっていないBALB/cマウスの肝組織で，中心静脈周囲の肝細胞の空胞変性，染色性の低下（→）などの変化を認める。(100倍)

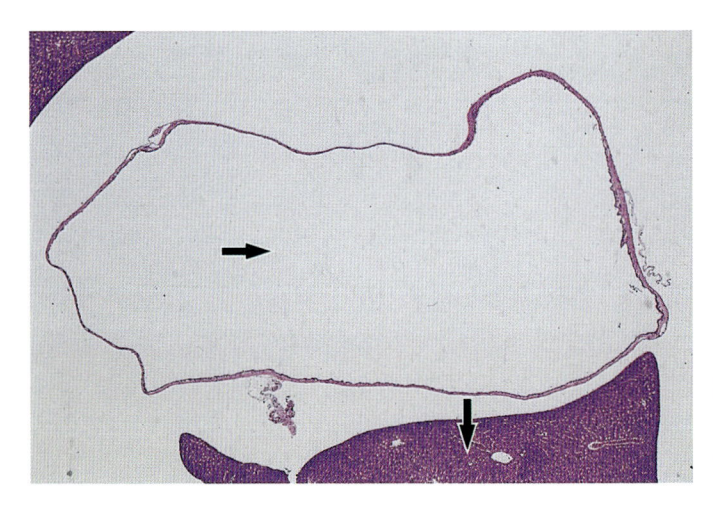

図126　胆嚢
肝臓（↓）に付着するように袋状の胆嚢（→）が存在する。(10倍)

カラーアトラス　95

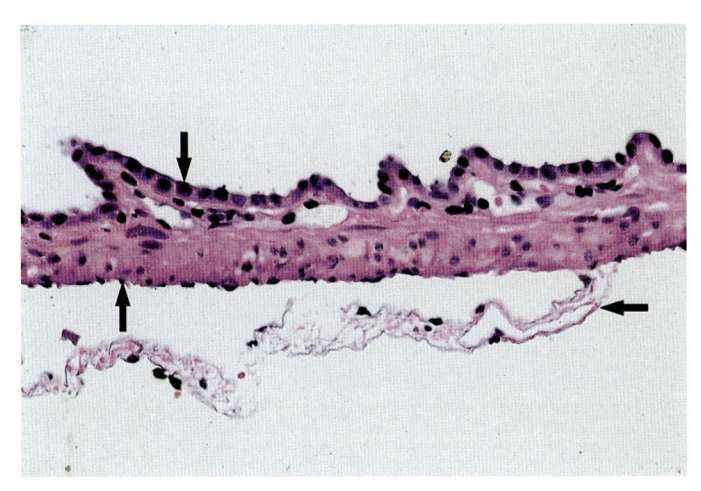

図127　胆嚢壁
　一層の立方上皮の粘膜（↓）。壁は平滑筋からなり，表面は漿膜（↑）でおおわれ，間膜（←）が付着する。（100倍）

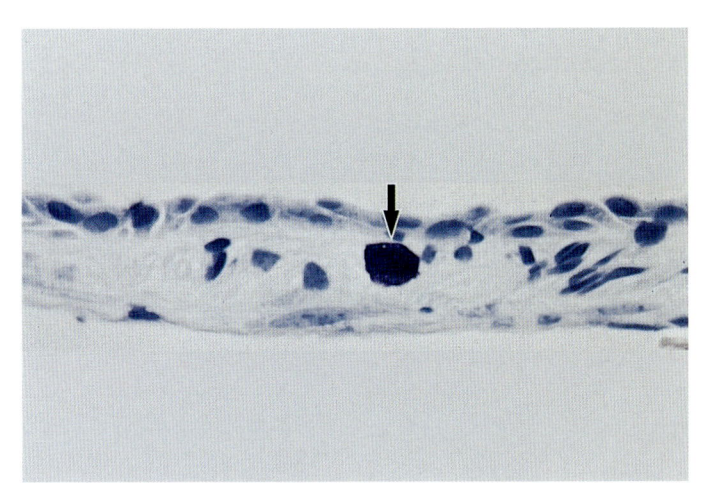

図128　胆嚢壁のマスト細胞
　マウス組織には大型で好塩基性の細胞を認めることがある。トルイジン・ブルー染色で異染性を示す（↓）。これがマスト細胞である。（200倍）

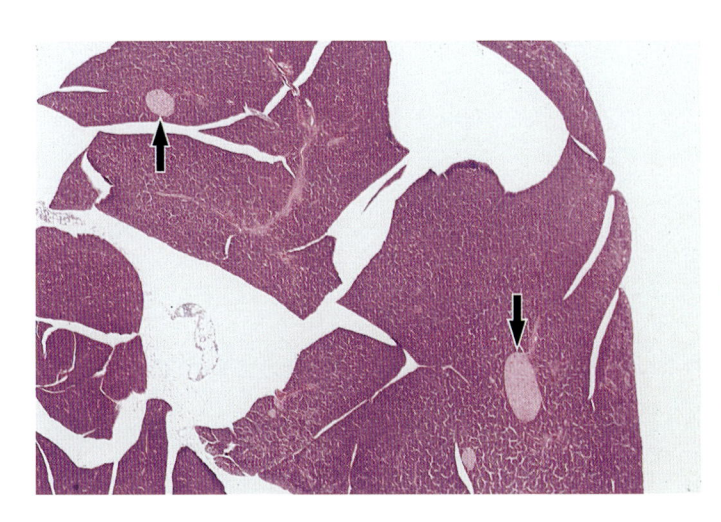

図129　膵臓
　標本を作製すると，分葉状に見えることがある。組織の大部分は外分泌腺であるが，大小の内分泌器官であるランゲルハンス島（↓↑）が含まれる。（10倍）

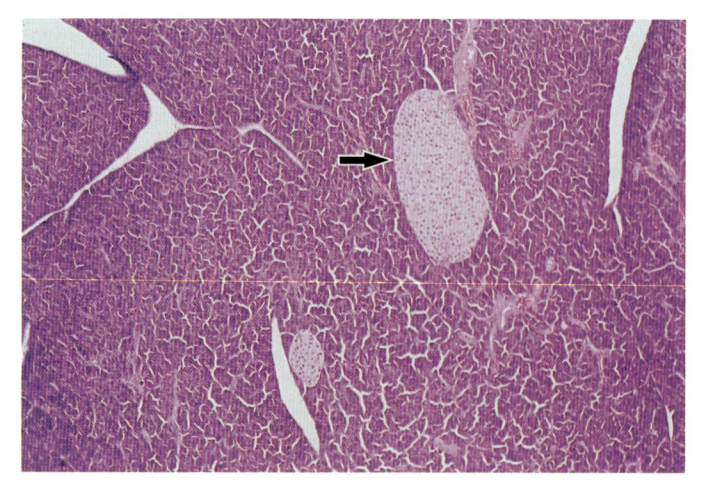

図130　膵組織
　漿液腺の中に楕円形のランゲルハンス島（→）を認める。ヒトにおけるランゲルハンス島は球状に見えることが多い。(25倍)

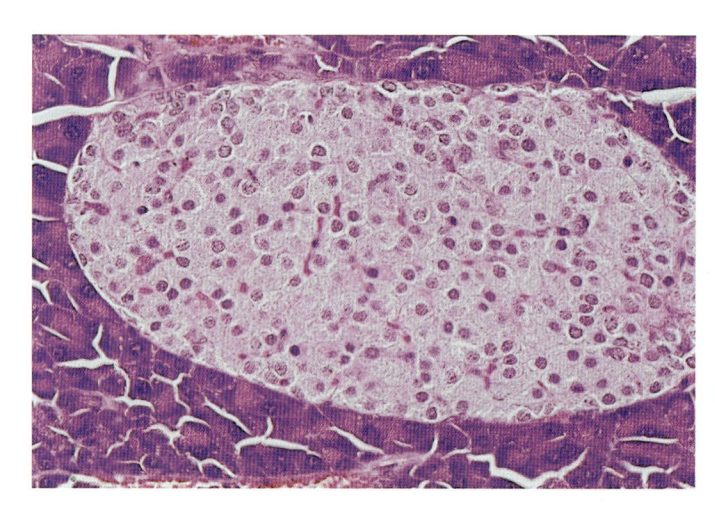

図131　ランゲルハンス島
　周囲の外分泌腺とは明瞭に区別される内分泌細胞である。(100倍)

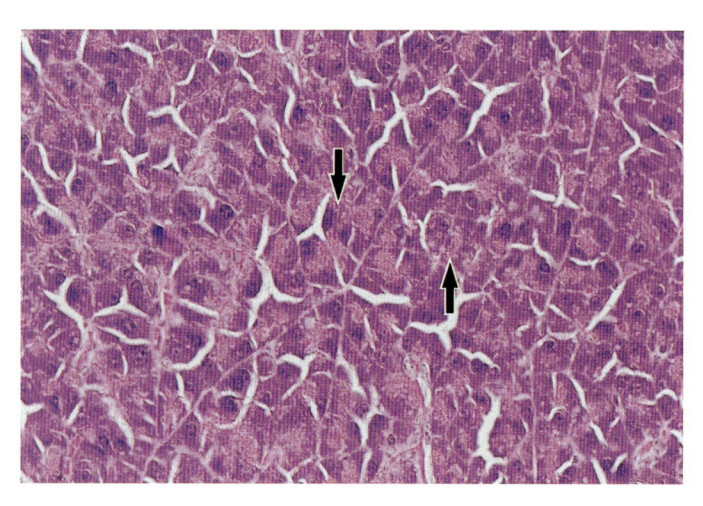

図132　膵外分泌組織
　多数の腺房（↓↑）からなりたつ。核は基底部にあり，細胞質は顆粒状である。(100倍)

カラーアトラス　97

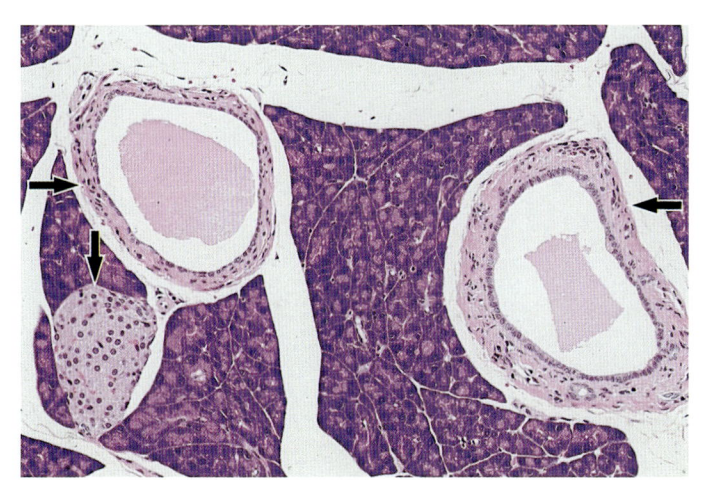

図133　膵管
　太い2本の膵管（→←）を認める。膵管の内腔は一層の立方上皮でおおわれる。ランゲルハンス島がある（↓）。ヒトにおける"膵癌"の大部分は膵管から発生する"膵管癌"である。（50倍）

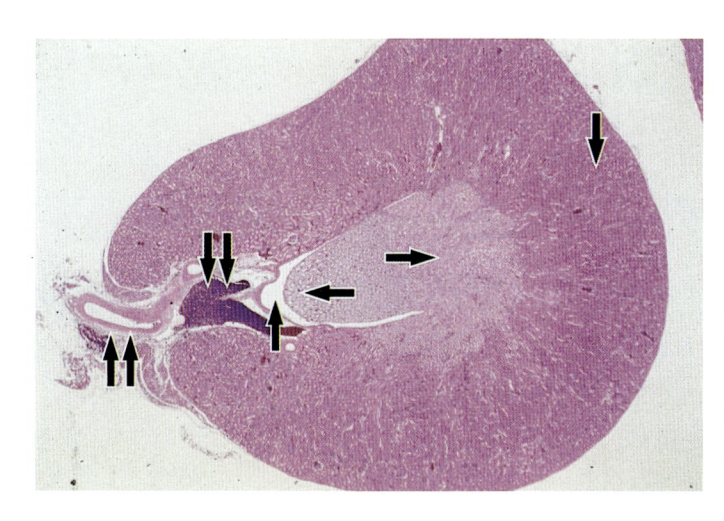

図134　腎臓
　BALB/cマウスにおける腎臓の横断面である。皮質（↓），髄質（→），腎乳頭（←），腎盂（↑），腎静脈（⇊），腎動脈（⇈）を認める。（5倍）

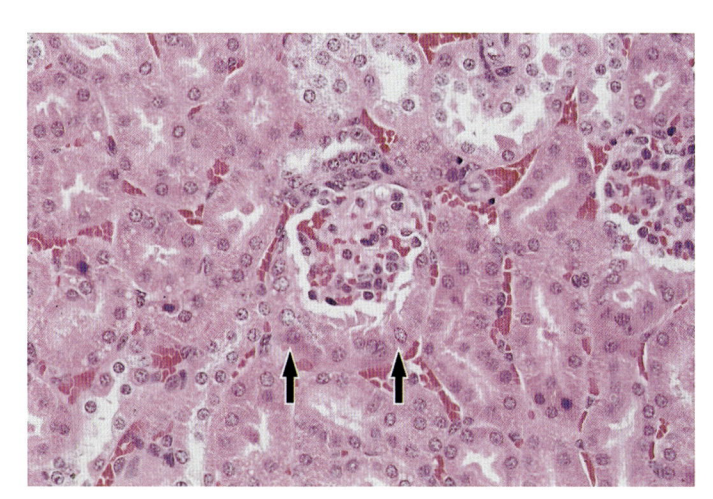

図135　マウス糸球体（雄）
　雄マウスの糸球体である。ボーマン嚢の内側が一層の立方上皮（↑）でおおわれる。（100倍）

98　カラーアトラス

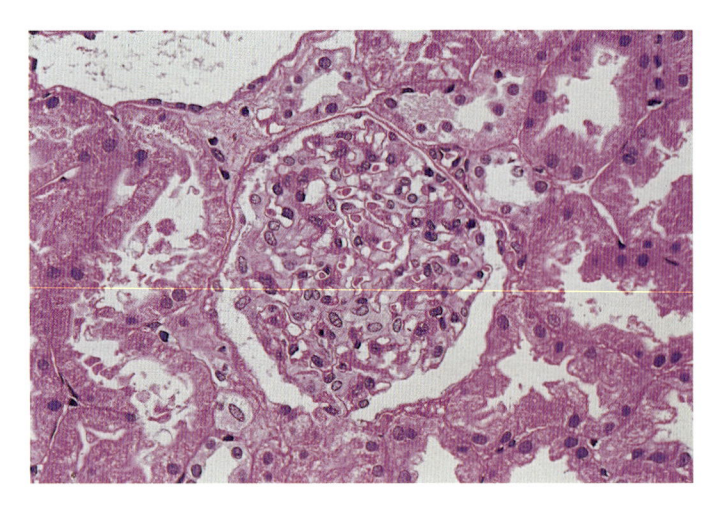

図136　ヒト糸球体
IgA nephropathy, minimal change の糸球体である。(100倍)

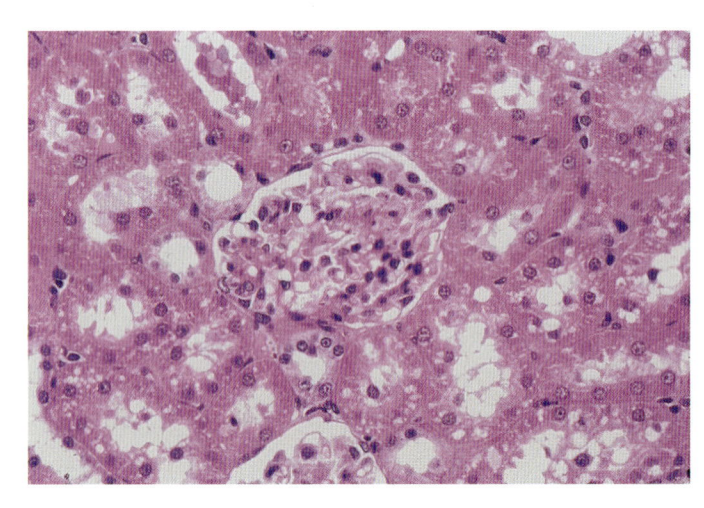

図137　ラット糸球体
雄ラットの糸球体で，マウスの糸球体より大きい。(100倍)

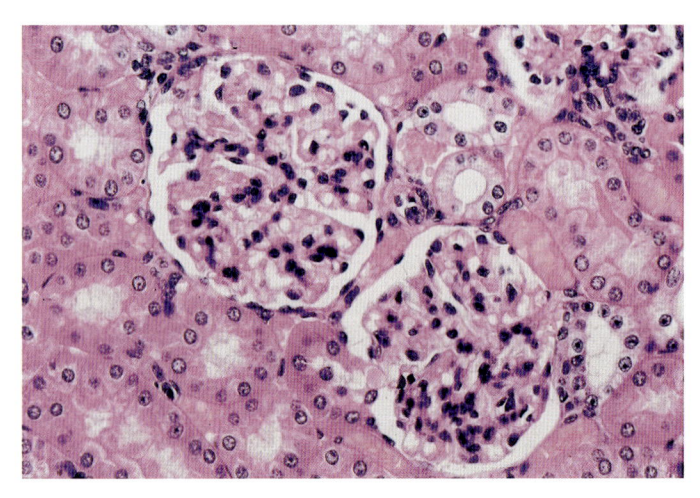

図138　モルモット糸球体
雄モルモットの糸球体。(100倍)

カラーアトラス 99

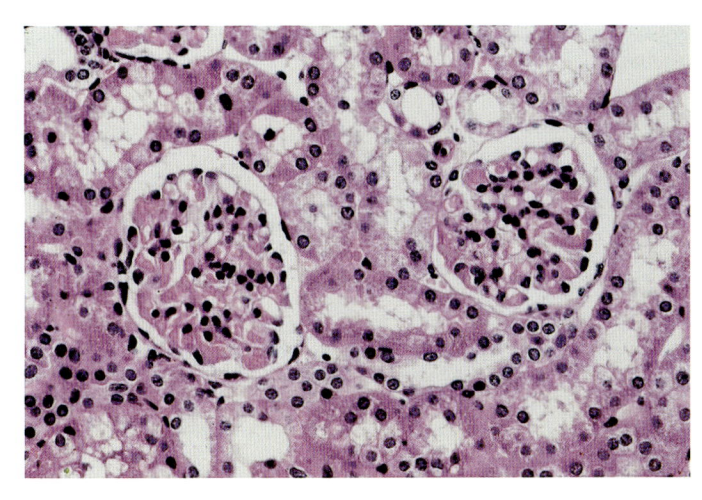

図139 ハムスター糸球体
　雌ハムスターの糸球体。(100倍)

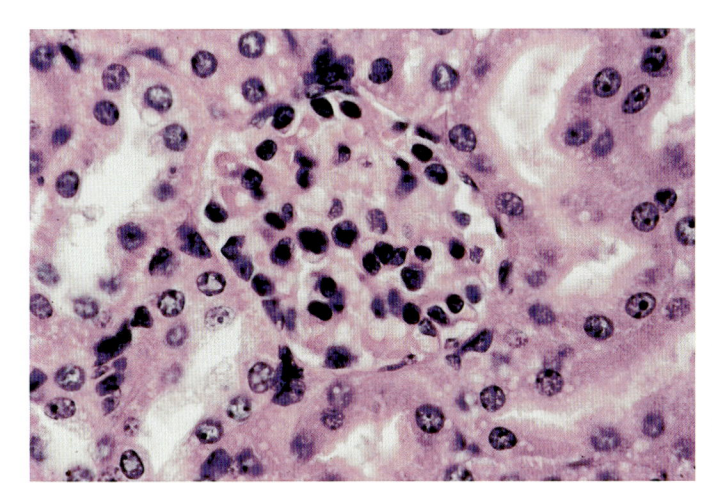

図140 マウス糸球体（雌）
　この倍率で，他の哺乳動物の糸球体と同じくらいの大きさになる。雌マウスのボーマン嚢には一層の上皮細胞を認めない。図135と比較。(200倍)

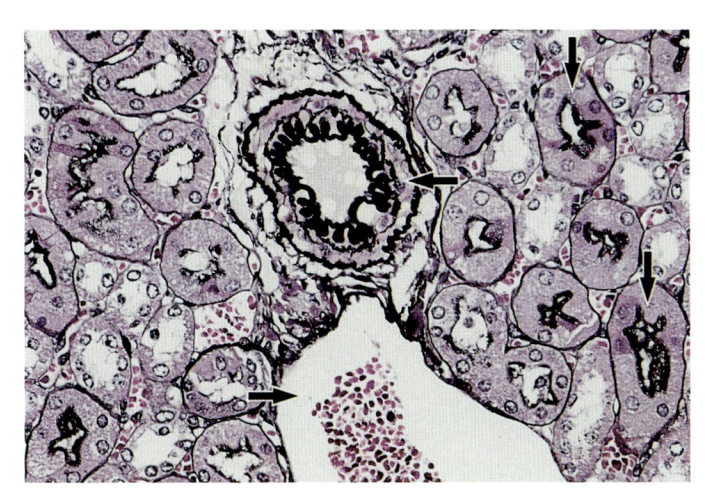

図141 腎臓（PAM染色）
　PAM染色において，腎動脈（←），腎静脈（→），近位尿細管（↓）が明瞭に区別される。やや太い腎動脈には，まがりくねった内弾性板を認める。(100倍)

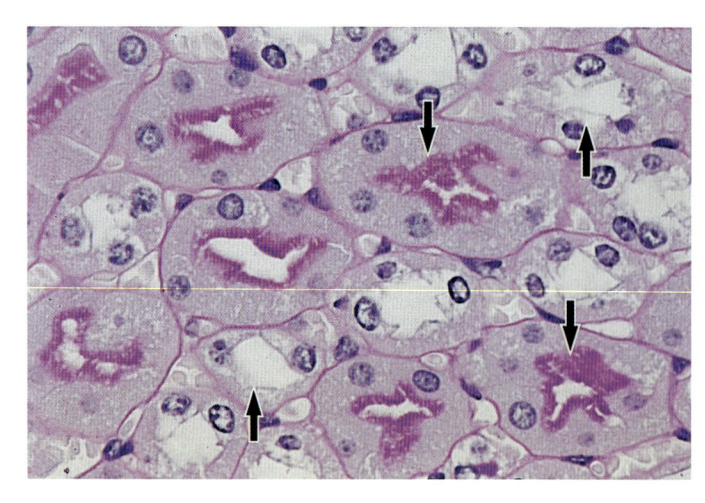

図142 腎臓（PAS染色）
PAS染色でも，近位（↓）および遠位（↑）尿細管の区別ができる。(200倍)

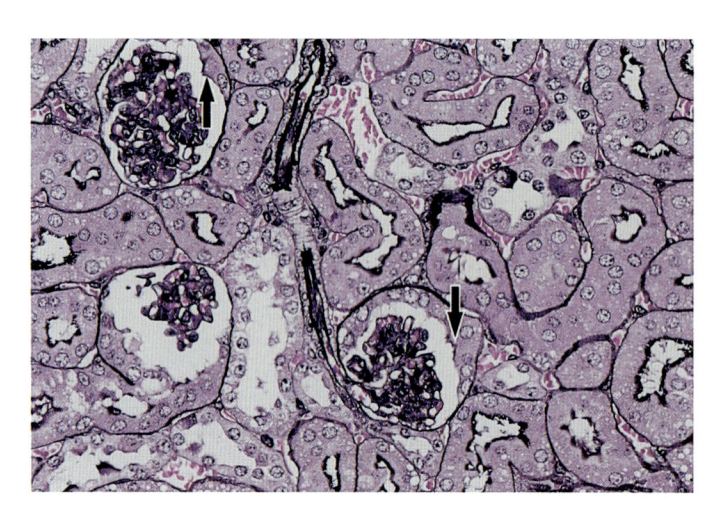

図143 雄腎臓（PAM染色）
糸球体の基底膜が黒く染まる。また，ボーマン嚢の内側には立方状の細胞があり，細胞の表層に刷子縁（↓）を認める。図140と比較。(100倍)

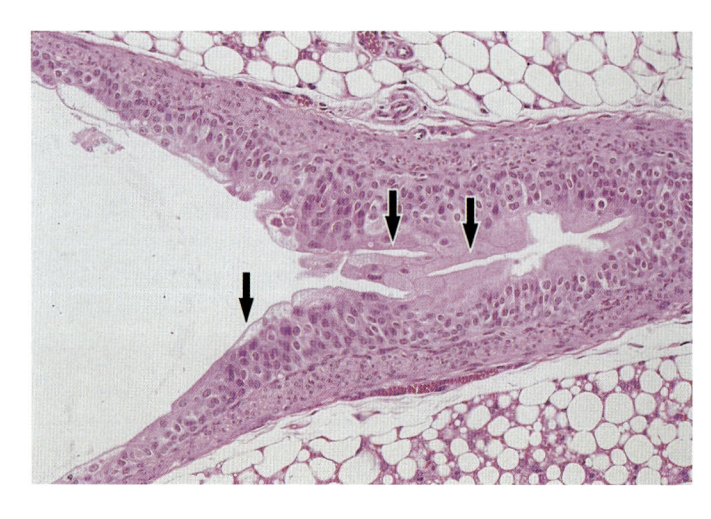

図144 腎盂
数層の移行上皮（↓）でおおわれる。移行上皮の表層の細胞は，胞体が大きく不規則な形状を示す。(50倍)

図145　尿管
　腎盂と同様に移行上皮でおおわれる。上皮下には，平滑筋層（↑）を認める。周囲は脂肪組織（↓）である。（50倍）

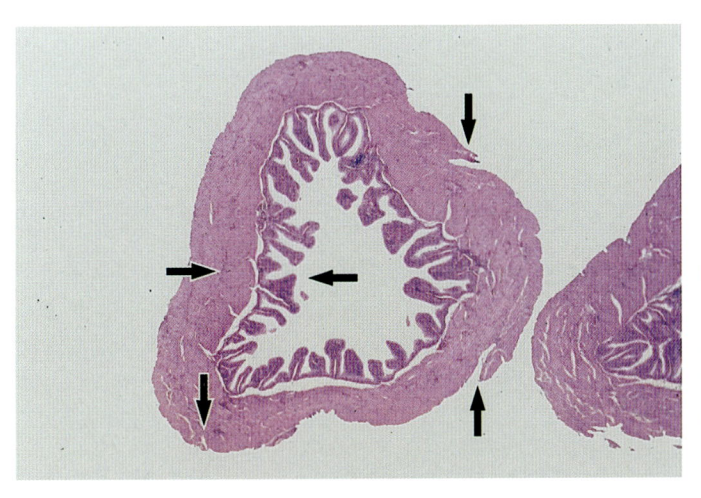

図146　膀胱
　内腔はヒダの多い粘膜（←）で，壁は平滑筋（→）からなり，漿膜側には"割れ目"構造（↓↑）を認める。ヒトの膀胱においては，このような"割れ目"構造は見られない。（7.5倍）

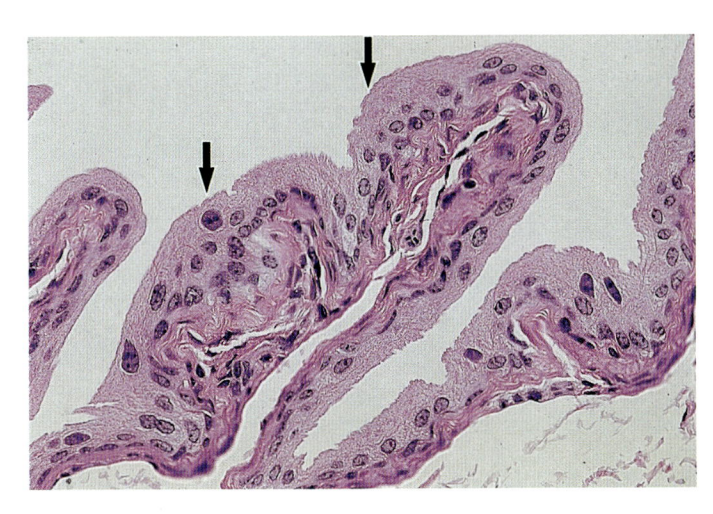

図147　膀胱粘膜
　二，三層の移行上皮でおおわれる。表層側の上皮（↓）は，大型で不規則な形態を示す。（100倍）

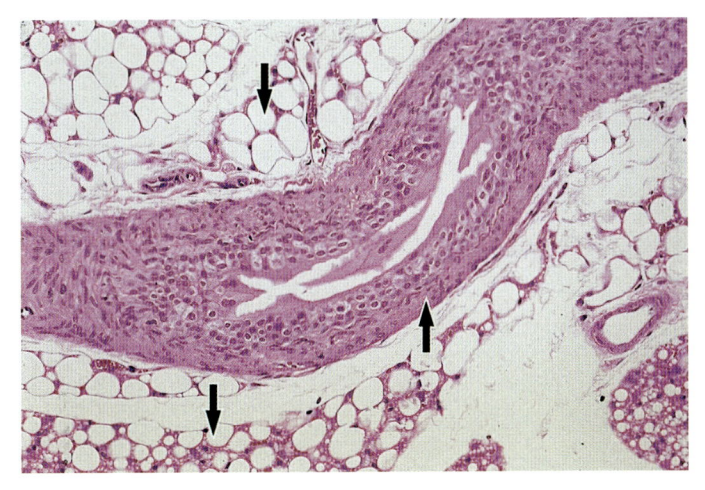

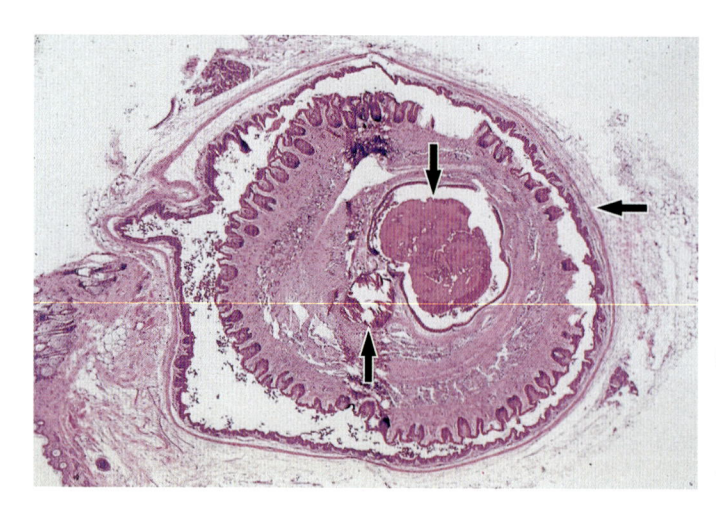

図148　陰茎
　最外側（←）は包皮である。尿道（↓），陰茎骨（↑）を認める。尿道内腔には分泌物を容れる。(10倍)

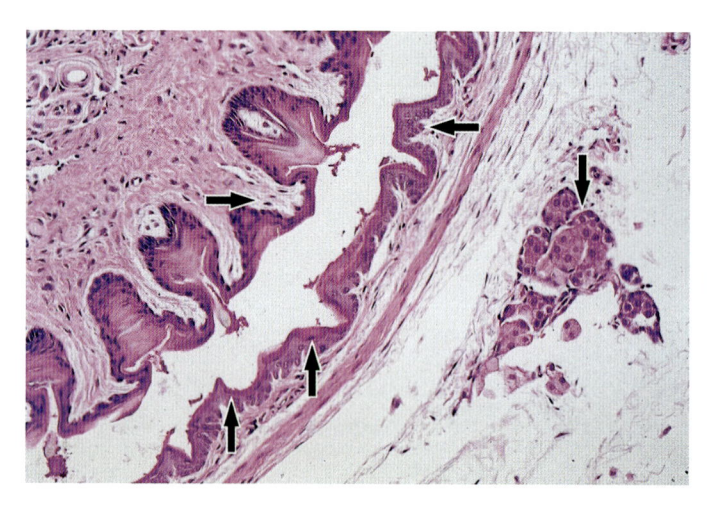

図149　陰茎・包皮
　陰茎（→）および包皮（←）の表面は扁平上皮でおおわれ，顆粒層を有し厚い淡明層（↑）が認められる。外側にあるのは周囲の包皮腺（↓）の一部である。(50倍)

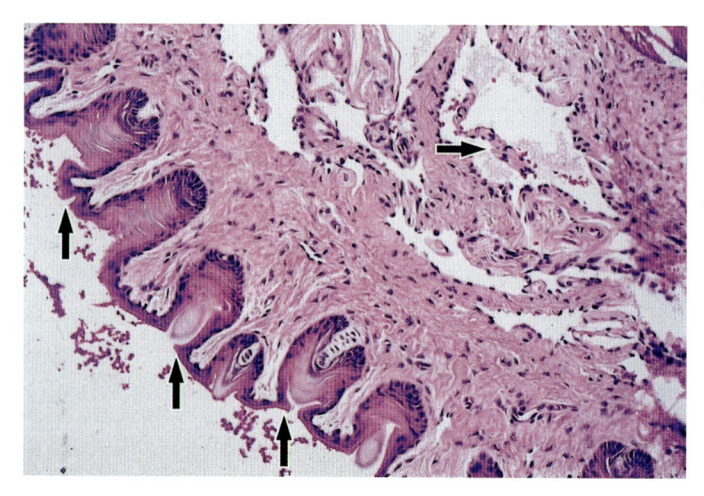

図150　陰茎海綿体
　陰茎の周囲組織には，海綿状の構造（→）を有する組織を認める。陰茎表面には多数の凹凸（↑）がある。(50倍)

カラーアトラス　103

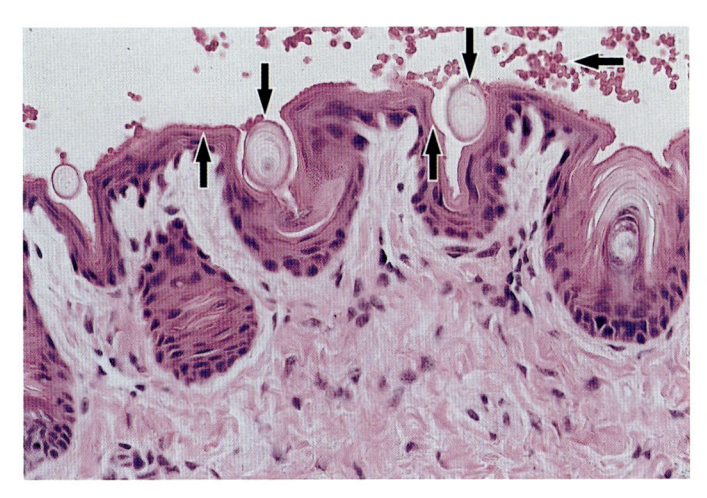

図151　陰茎の表面
　表面の凹部には，棍棒状の突起物（↓）を認め，同心円状の半透明物質からなる。扁平上皮の表面には淡明層（↑）を認める。包皮腔には分泌物がある（←）。(100倍)

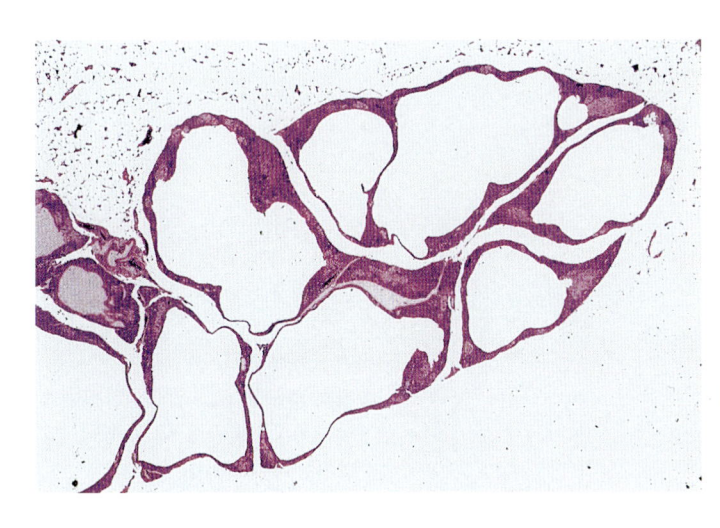

図152　包皮腺
　多嚢胞構造を有する扁平な臓器である。(10倍)

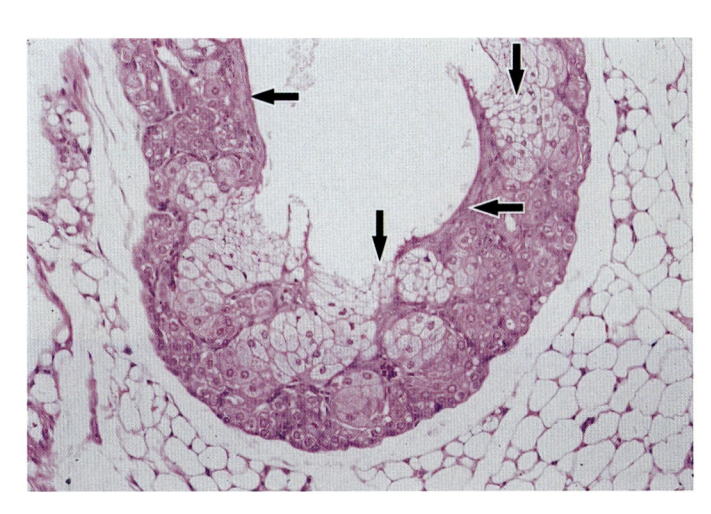

図153　包皮腺の上皮
　包皮腺の内腔は扁平上皮（←）でおおわれ，上皮には著しく発達した皮脂腺（↓）を認める。(50倍)

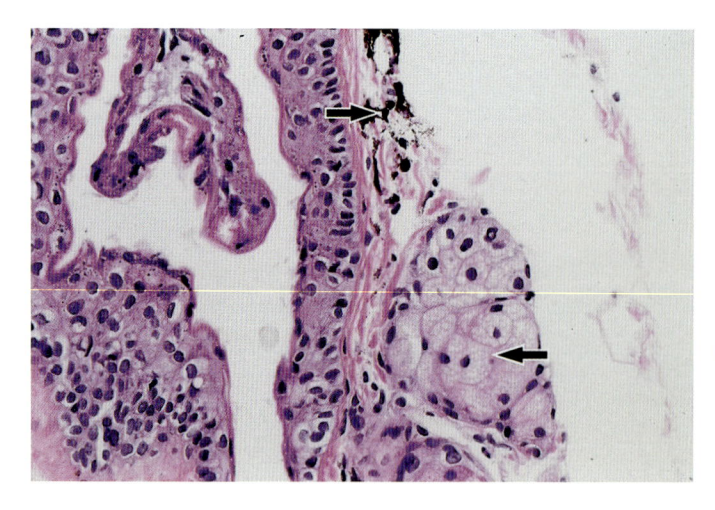

図154 包皮腺周囲のメラニン色素
C57BL/6マウスの包皮腺(←)周囲には，メラニン色素(→)を認める。(100倍)

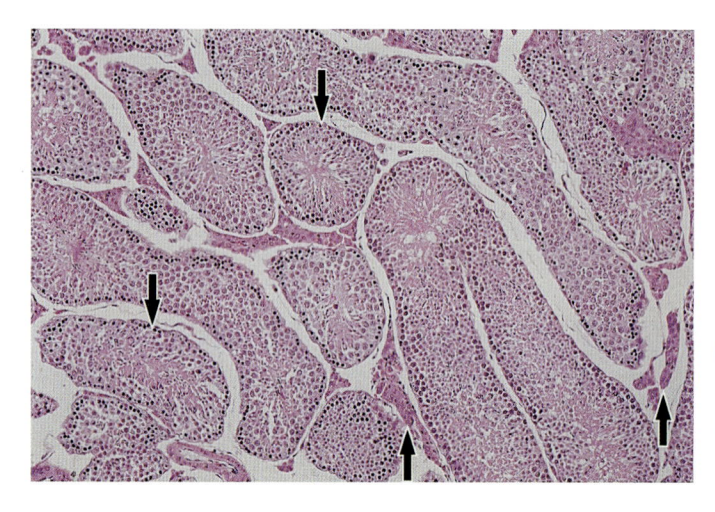

図155 精巣
多数の精細管(↓)が並ぶ。間質にはライディヒ細胞(↑)を認める。(25倍)

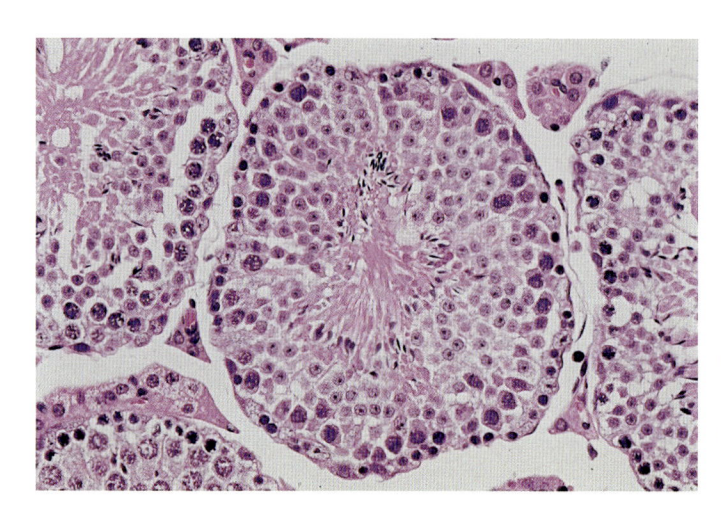

図156 精細管
精細管の横断面には，基底側から中心部へ向かう細胞の配列が同一のステージ示す。(94倍)

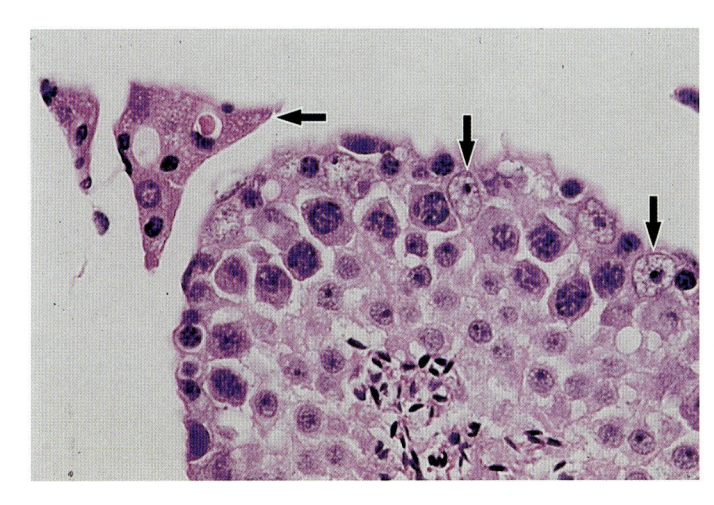

図157　セルトリ細胞
　形態の異なる細胞（↓）がセルトリ細胞である。間質にはライディヒ細胞（←）を認める。（200倍）

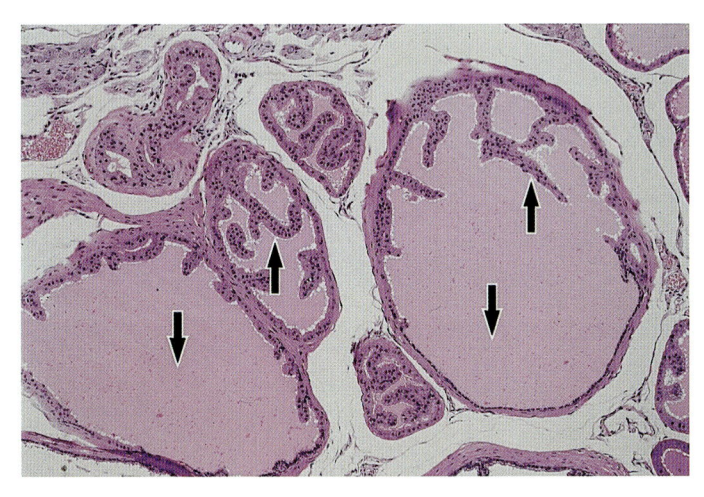

図158　前立腺
　上皮は不規則な突出（↑）を示し，内腔には分泌液を容れる（↓）。マウスにおける前立腺の解剖学的名称は統一されていない。（25倍）

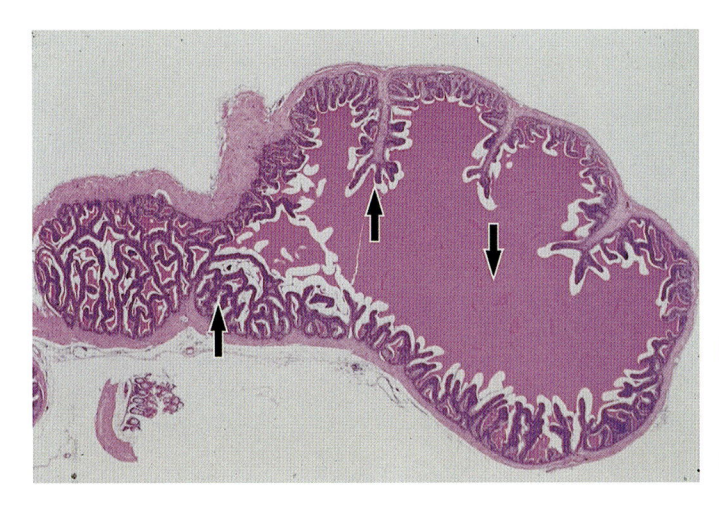

図159　精嚢腺
　上皮が乳頭状あるいは網状の構造（↑）を示す。内腔には分泌液（↓）を容れる。（10倍）

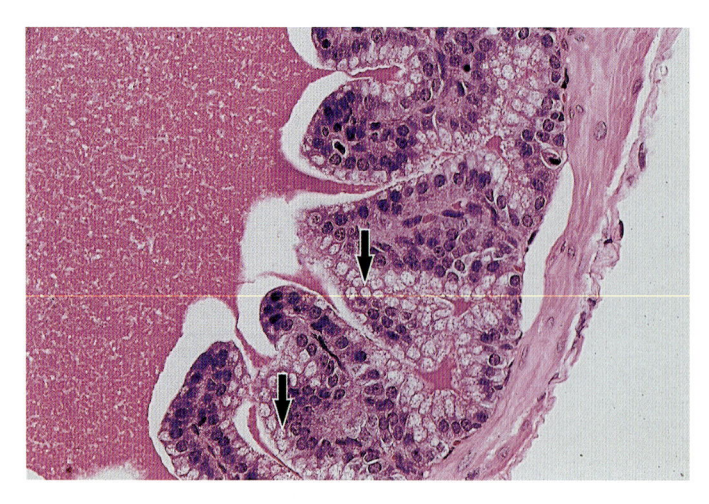

図160　精嚢腺上皮
　核上空胞(↓)があり，空胞内には赤色顆粒を認める。(100倍)

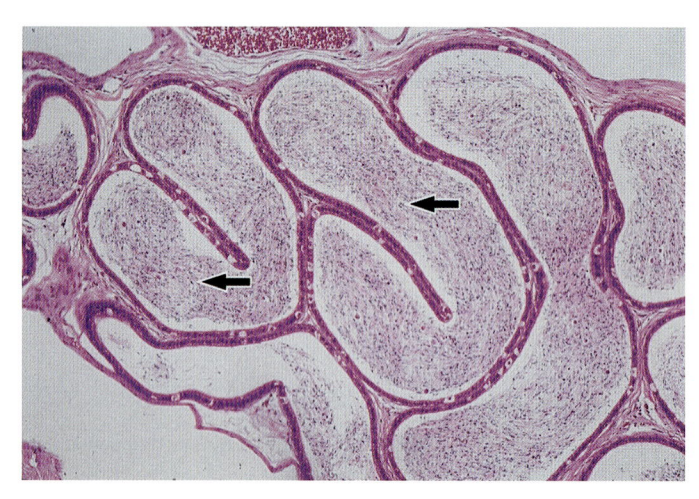

図161　精巣上体
　曲がりくねった管状構造を示し，内腔には多数の精子(←)を容れる。(25倍)

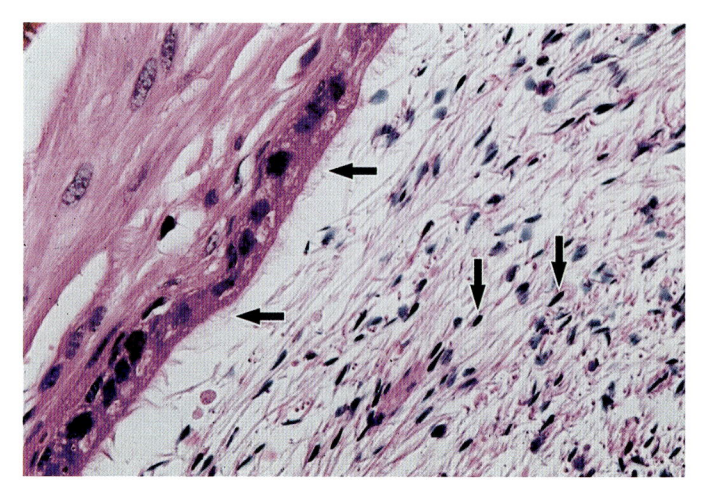

図162　精巣上体の上皮細胞
　上皮細胞は線毛または不動毛(←)を有し，立方状あるいは円柱状を呈する。内腔は多数の精子(↓)である。(200倍)

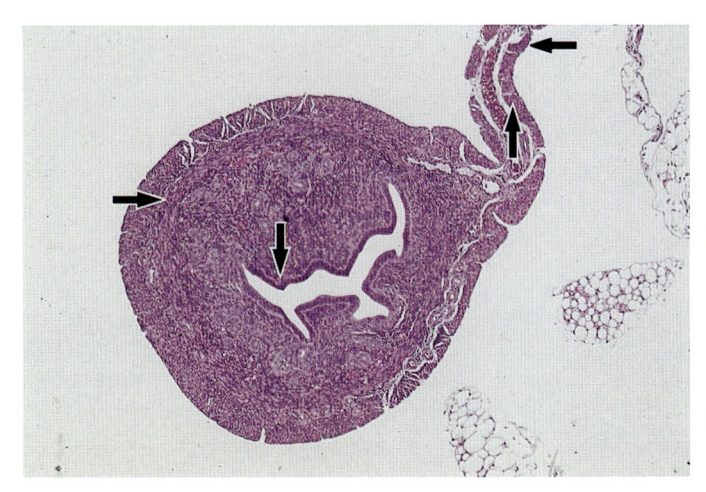

図163 子宮

BALB/cマウスにおける双角子宮の片側である（横断面）。子宮間膜（←），子宮筋層（→），子宮内膜（↓）を示す。子宮間膜内にも子宮の平滑筋があり（↑），妊娠時の拡張に対応する。（20倍）

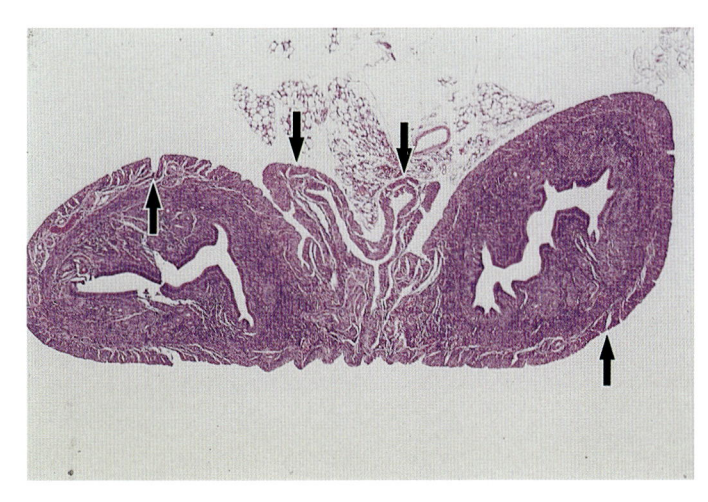

図164 双角子宮（1）

左右の子宮が2つの間膜（↓）を介して連結している。漿膜側には"割れ目"構造（↑）を認める。（15倍）

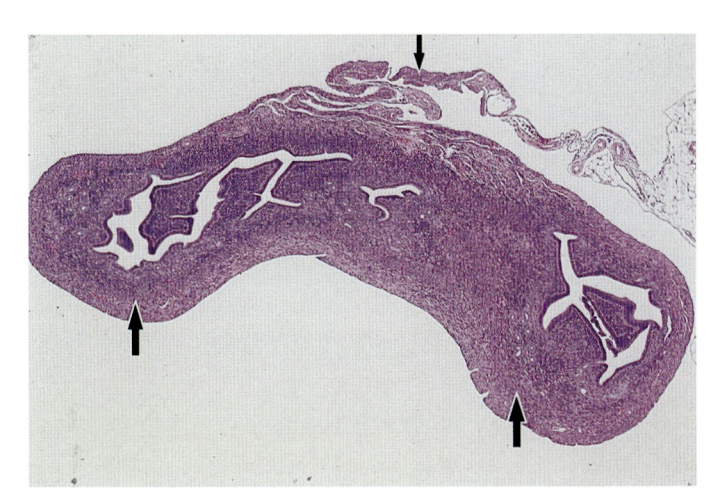

図165 双角子宮（2）

図164の下部（子宮頸部に近い側）で，左右の内膜の周囲を筋層（↑）が取り囲んでいる。間膜（↓）は1ヶ所に認められる。（12.8倍）

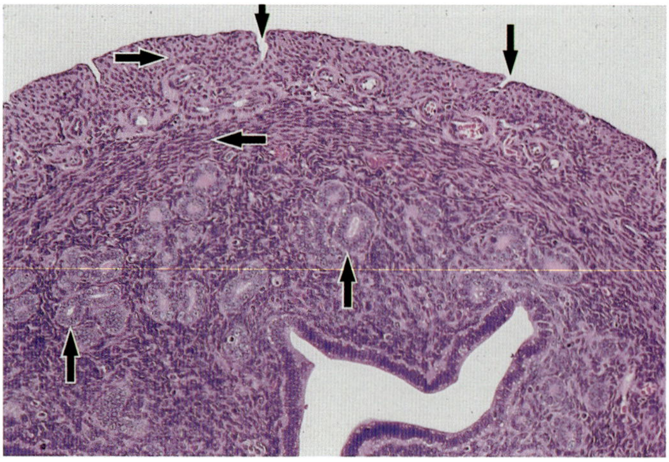

図166　子宮壁
子宮内膜腺（↑），内輪（←）外縦（→）の平滑筋層，筋層間の脈管を認める。子宮の漿膜表面には"割れ目"構造がある（↓）。(50倍)

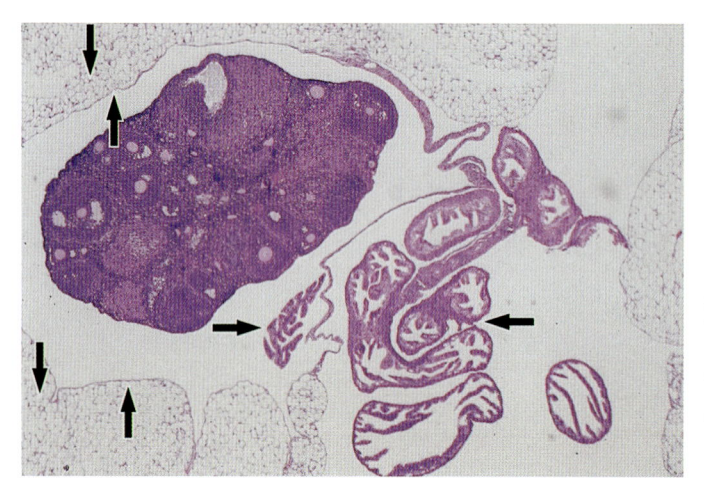

図167　卵巣・カプセル・卵管
卵巣を取り囲むカプセル（↑），カプセル周囲の脂肪組織（↓），カプセル内の卵管采（→），および曲がりくねった卵管（←）を認める。(10倍)

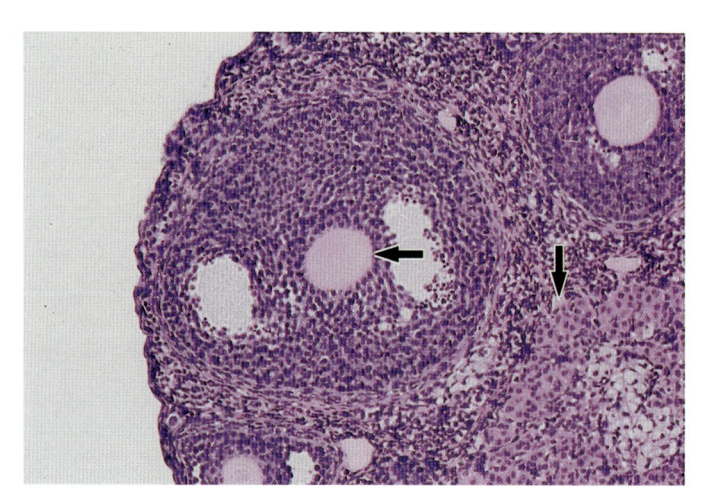

図168　卵巣
成熟卵胞（←），黄体（↓）などを認める。(50倍)

カラーアトラス　109

図169　卵胞
卵胞は卵巣表面に突出（←）して見えることがある。様々な発達段階の卵胞を認める（↑）。（50倍）

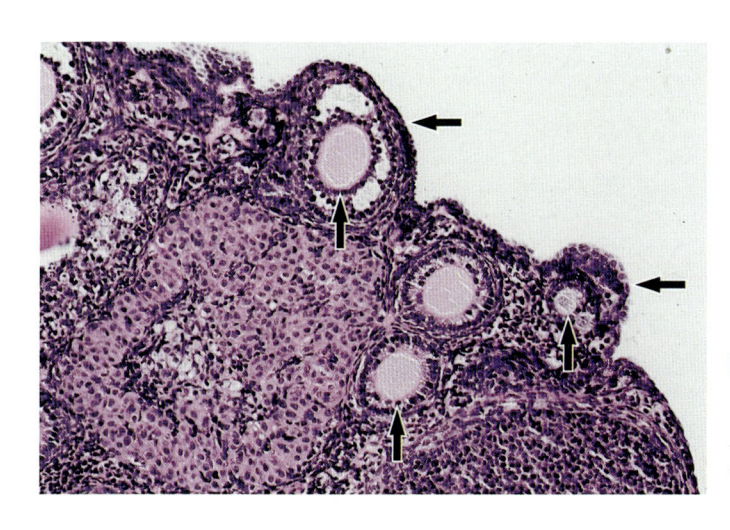

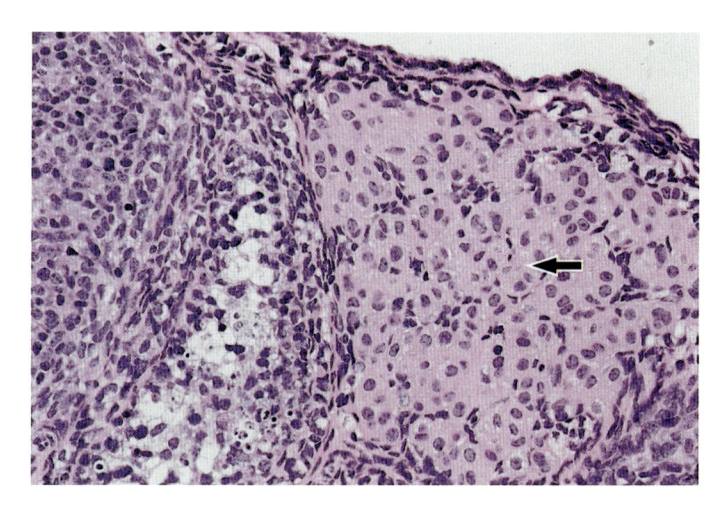

図170　黄体（非妊娠時）
やや明るい細胞の集団が黄体組織（←）である。（100倍）

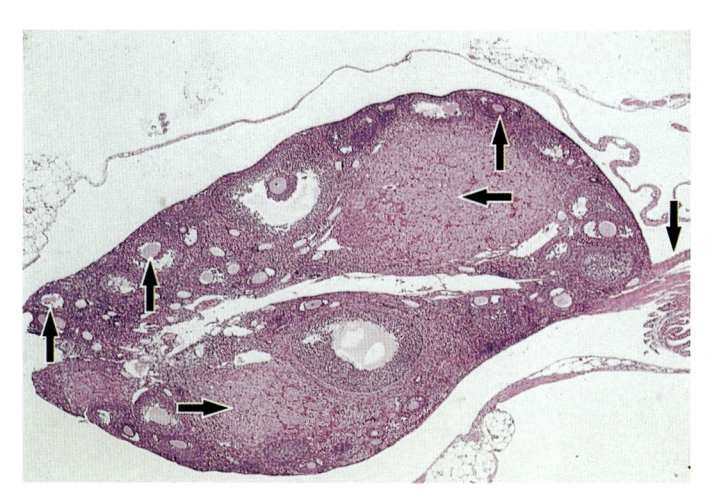

図171　卵巣（妊娠時）
妊娠19日目の卵巣で、妊娠黄体（←→），多数の卵胞（↑）を認める。妊娠時の黄体は，非妊娠時のそれよりも大きい。卵巣は卵巣索（↓）により支持され，また外部と脈管で交通する。（10倍）

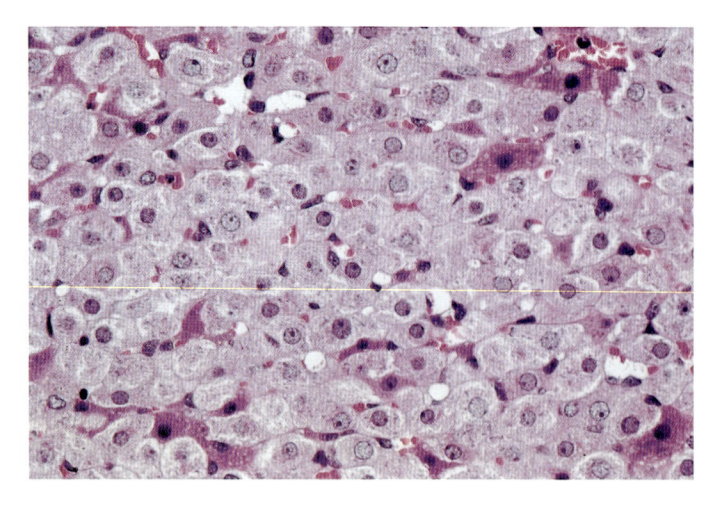

図172　妊娠黄体
大型，類円形，淡明な細胞質を有する黄体細胞からなる。(100倍)

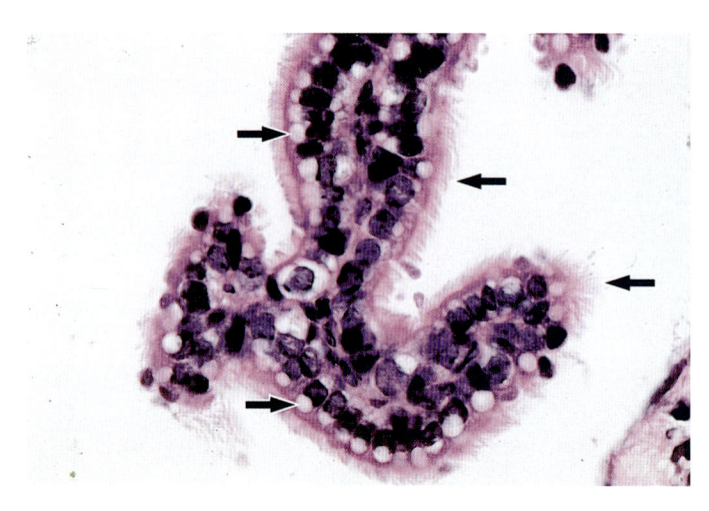

図173　卵管采
卵巣を包むカプセル内に顔を出すように存在する（図167）。乳頭状を呈する上皮細胞には，線毛(←)，核周囲の空胞(→)を認める。(200倍)

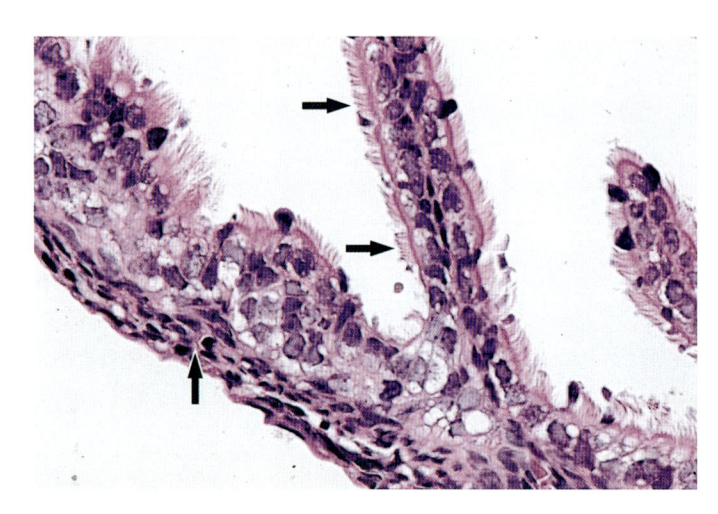

図174　卵管
蛇行する管状構造を示し，壁は平滑筋(↑)からなり，上皮は複雑な乳頭状である。上皮細胞(→)は線毛を有する。(200倍)

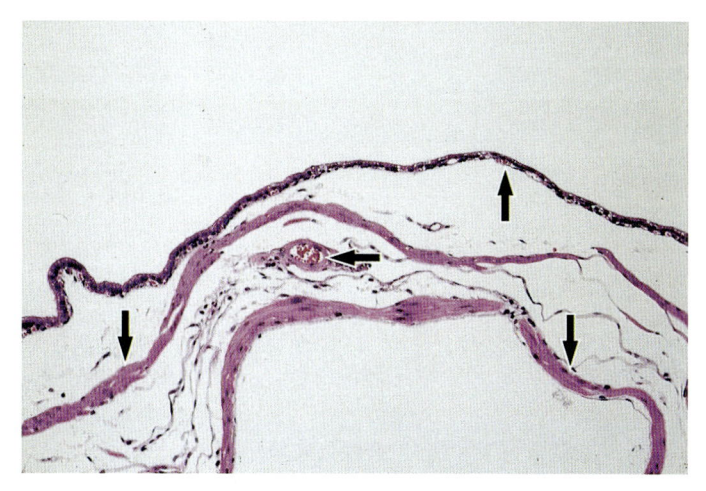

図175 子宮壁（妊娠時）

胎児を容れている部位の子宮壁である。極度に薄くなった二層の平滑筋層（↓），筋層間の脈管（←），一層の内膜上皮（↑）を認める。ヒトにおいては，子宮壁の平滑筋が二層構造になることはない。(50倍)

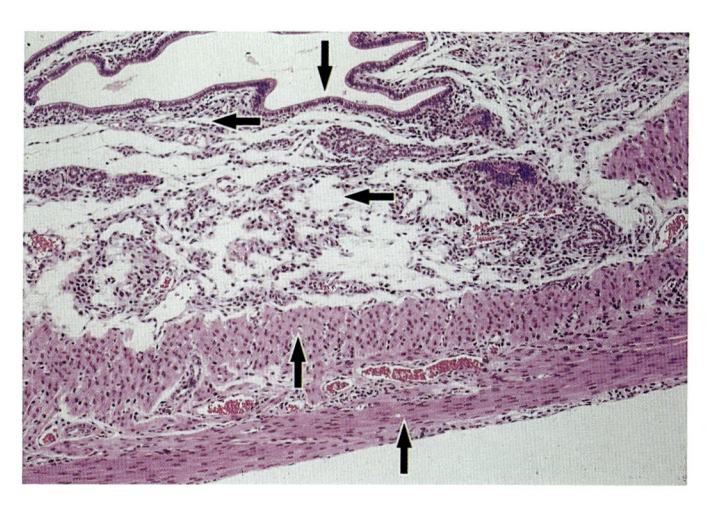

図176 妊娠時の子宮

胎児を容れていない部位である。二層の筋層（↑），曲がりくねった内膜腺（↓），内膜間質の高度の浮腫（←）を認める。(25倍)

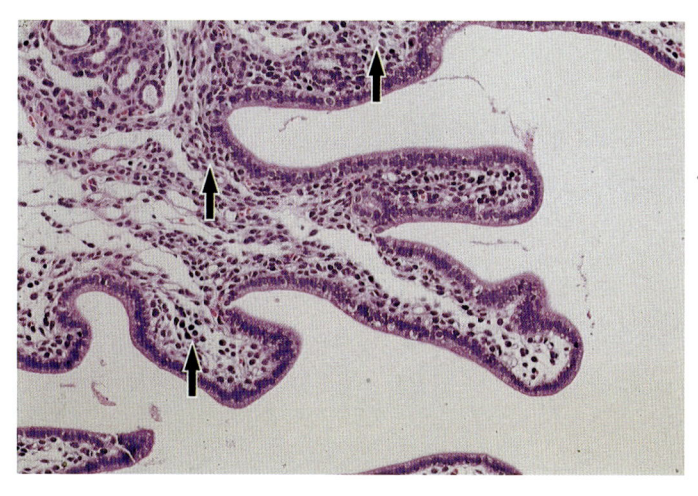

図177 妊娠時の子宮内膜

間質は浮腫状を呈し，間質細胞は大型化する脱落膜様変化（↑）を示す。(50倍)

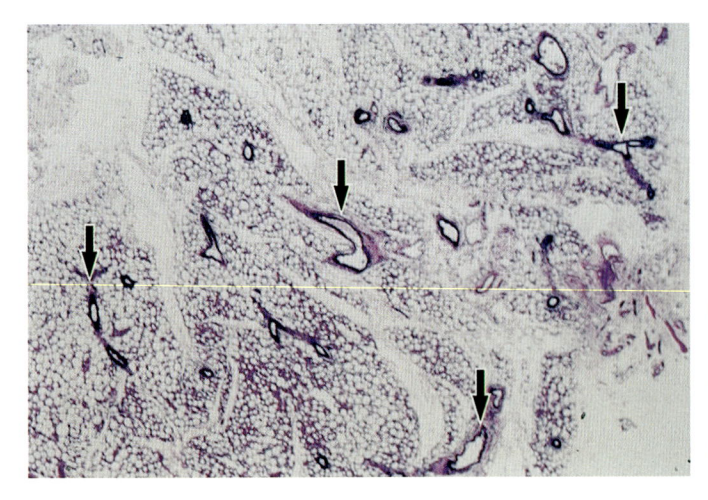

図178　乳腺（非妊娠時）
腋窩部の皮下脂肪に認めた乳腺組織（↓）であるが，実体は"乳管組織"である。乳汁を分泌する小葉は，妊娠時に発達する。(10倍)

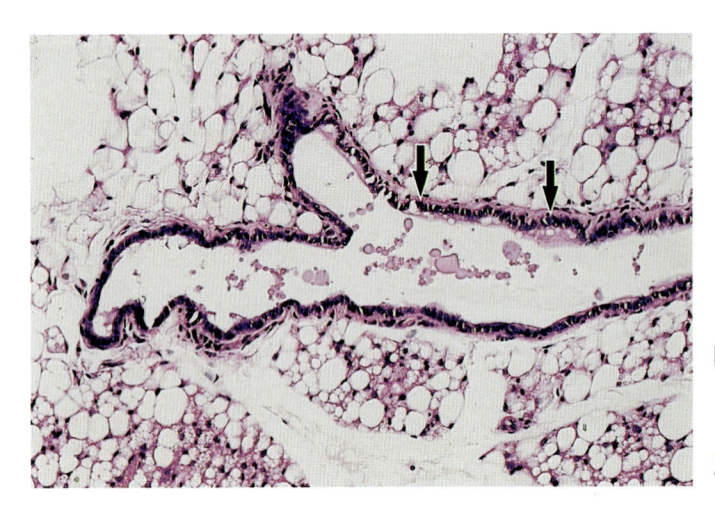

図179　乳管（非妊娠時）
一層の乳管上皮（↓）におおわれた管状構造を示す。乳管の周囲は脂肪組織である。(50倍)

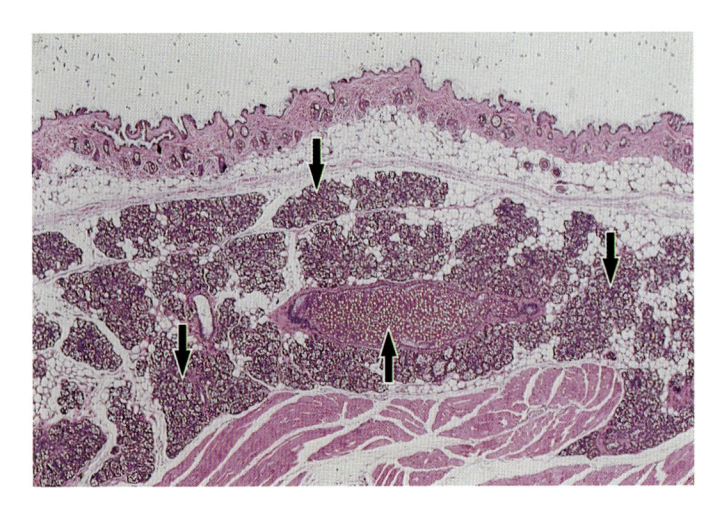

図180　乳腺（妊娠時）
BALB/cマウスにおける妊娠19日目の乳腺組織で，皮下組織に著しく発達した小葉組織を認める（↓）。拡張した乳管（↑）には，乳汁を容れる。(10倍)

カラーアトラス　113

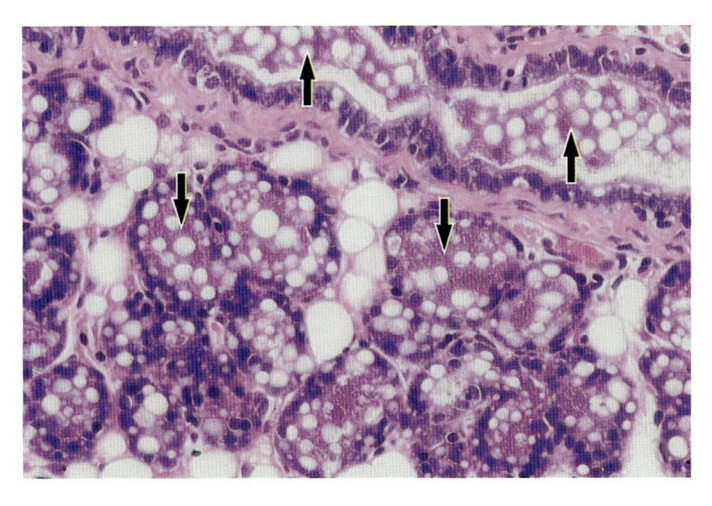

図181　乳腺小葉（妊娠時）
　発達した小葉（↓）には乳汁の分泌を認める。乳管（↑）にも乳汁がある。(100倍)

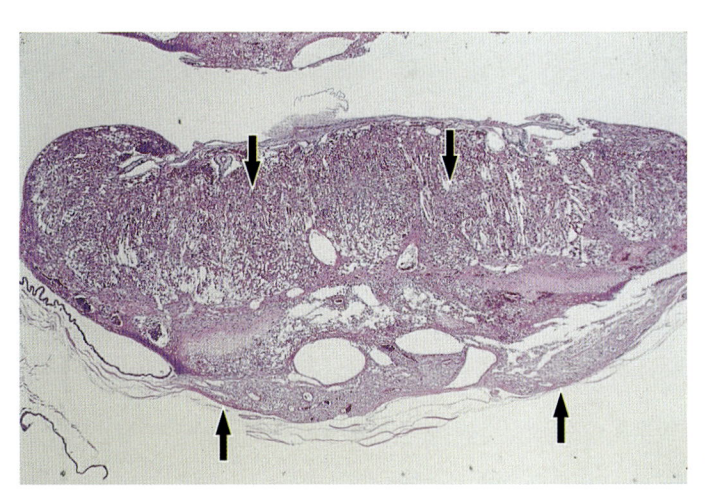

図182　胎盤
　図の下部（↑）が子宮壁側である。盤状の胎盤（↓）を認める。(5倍)

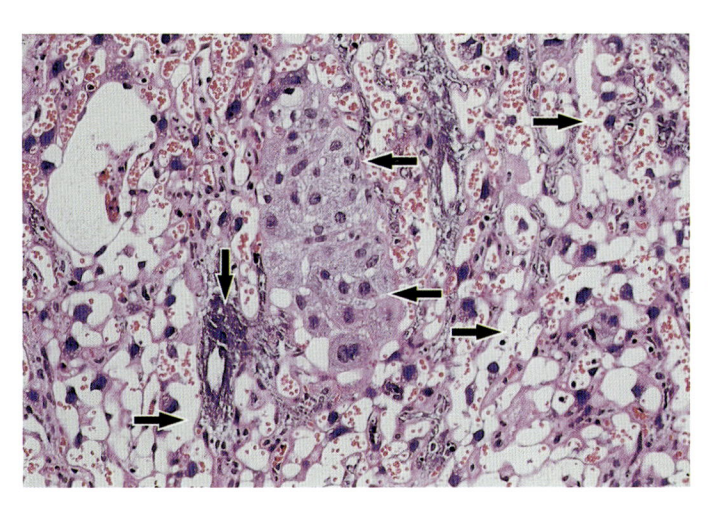

図183　胎盤の構造
　大小の迷路のような洞（→）からなり，血液を容れる。大型の栄養胚葉からなる細胞集塊（←）を認める。一部には石灰化巣がある（↓）。(50倍)

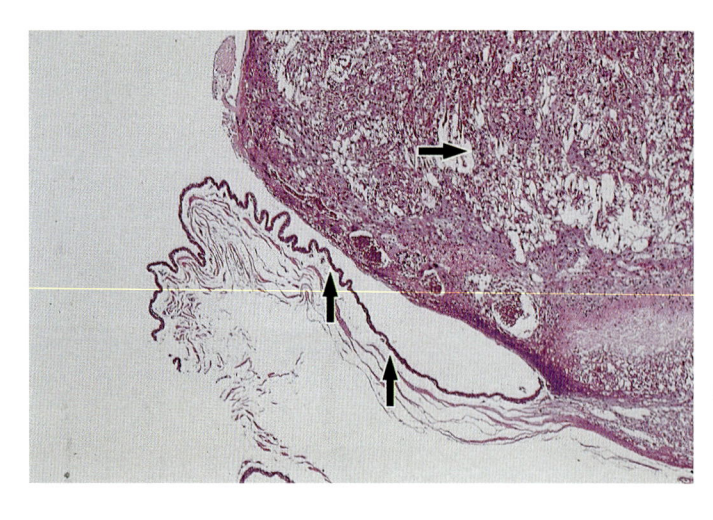

図184　胎盤付着部
胎盤（→）が子宮壁（↑）と付着する部位である。（10倍）

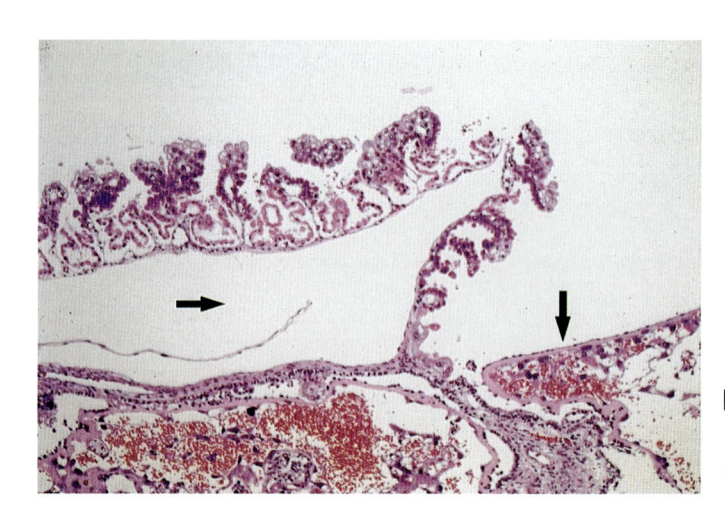

図185　胎嚢
胎盤の表面（↓）で，胎児は胎嚢（→）に入っている。（25倍）

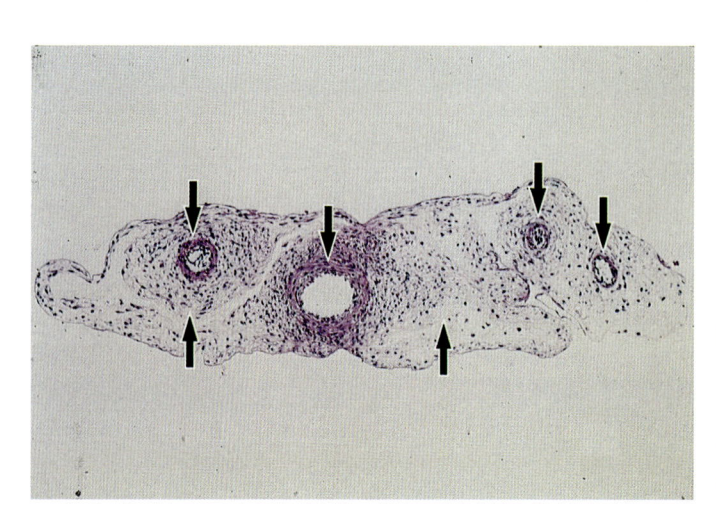

図186　臍帯
妊娠10日目の臍帯である。表面は羊膜上皮でおおわれる。大小4本の脈管（↓）を認め，間質は膠様結合組織（↑）からなる。（20倍）

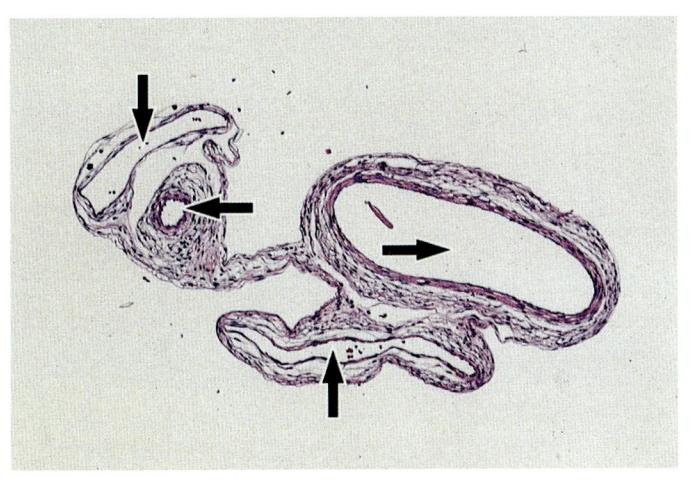

図187 臍帯の4本の脈管
臍帯の部位によっては，膠様組織が少ない。4本の脈管（↓↑→←）を認める。ヒトにおいては，妊娠後半期の臍帯には，2本の臍動脈と1本の臍静脈，計3本の脈管が認められ，尿膜管と卵黄腸管は痕跡となっている。（20倍）

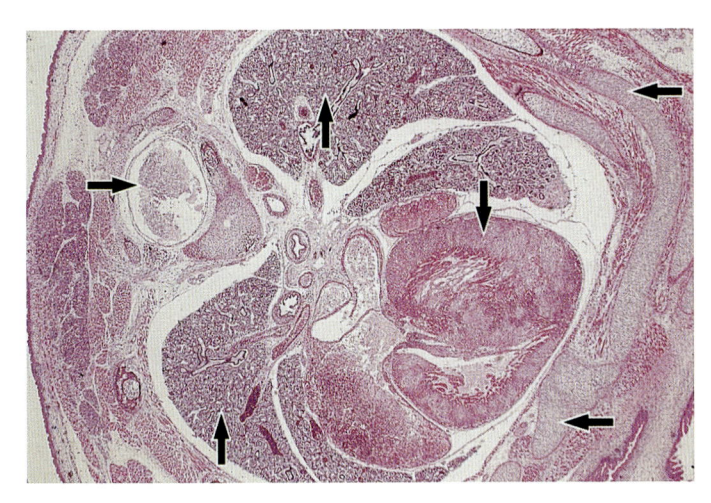

図188 胎児（1），心臓・肺・脊柱
妊娠19日目，BALB/cの雌胎児である（以下，図198までは同様の胎児を用いた）。胸部の横断面において，心臓（↓），肺（↑），脊柱（→），肋軟骨（←）を認める。（5倍）

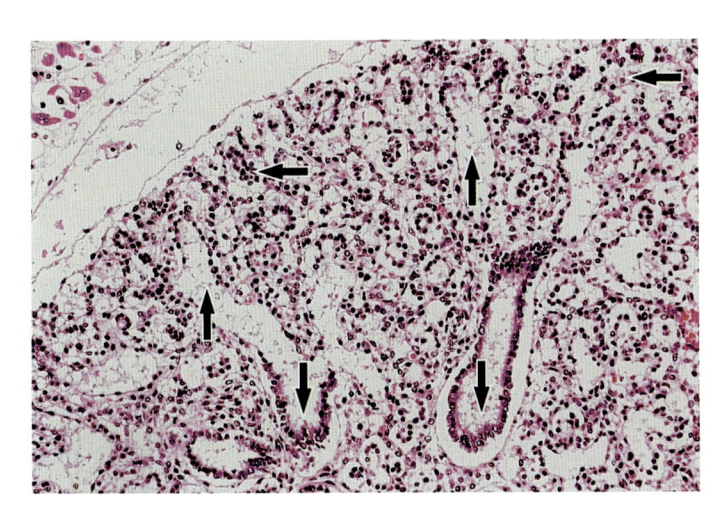

図189 胎児（2），肺
肺組織には，終末気管支（↓），肺胞管（↑），空気の入っていない肺胞（←）を認める。（50倍）

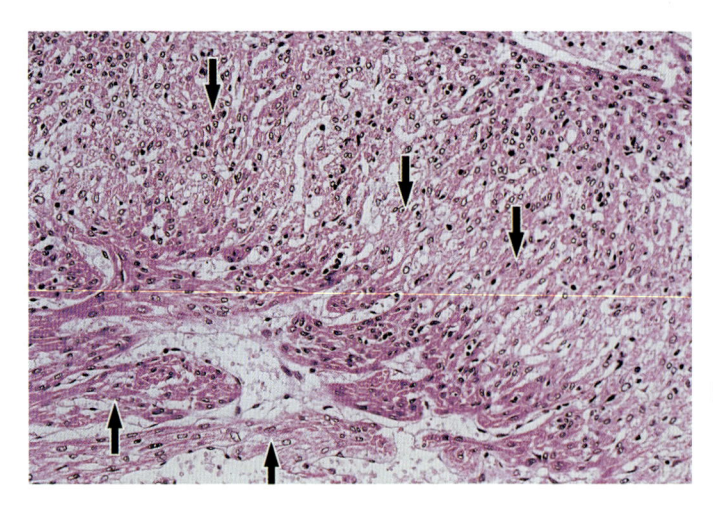

図190　胎児（3），左心室
　心室壁の横紋筋（↓）である。心室内腔の乳頭筋（↑）を認める。(50倍)

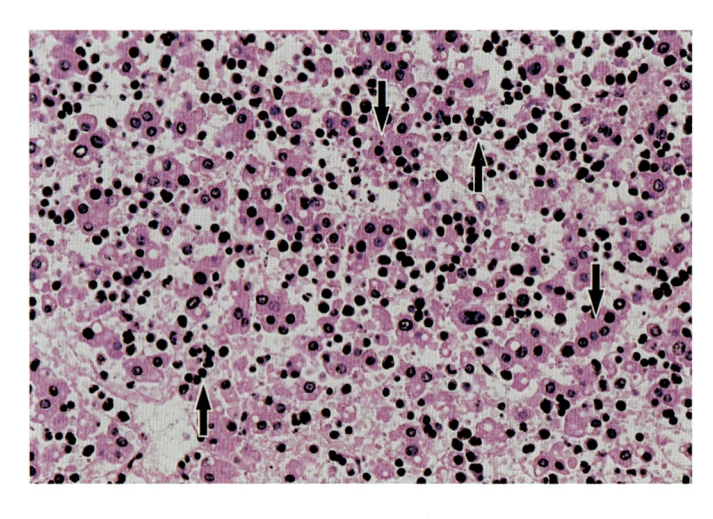

図191　胎児（4），肝臓
　肝臓にはやや大型の肝細胞（↓）の集塊，造血細胞である小型の単核細胞（↑）が見られる。(100倍)

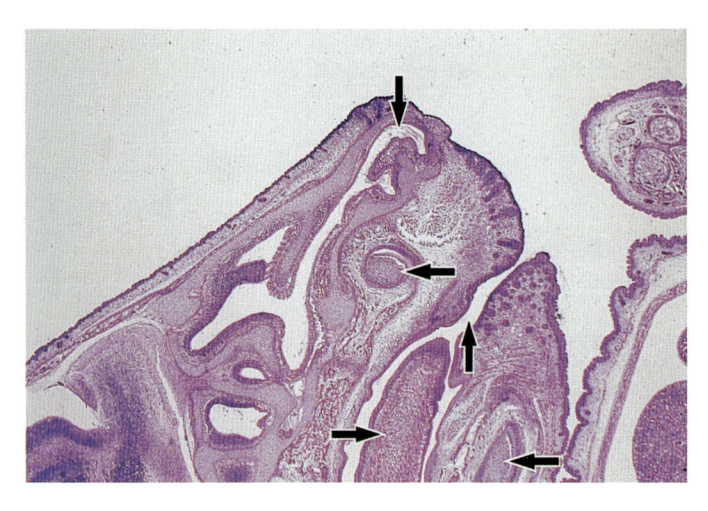

図192　胎児（5），頭部
　矢状断における鼻腔（↓），口腔（↑），舌（→），歯（←）を認める。(5倍)

カラーアトラス　117

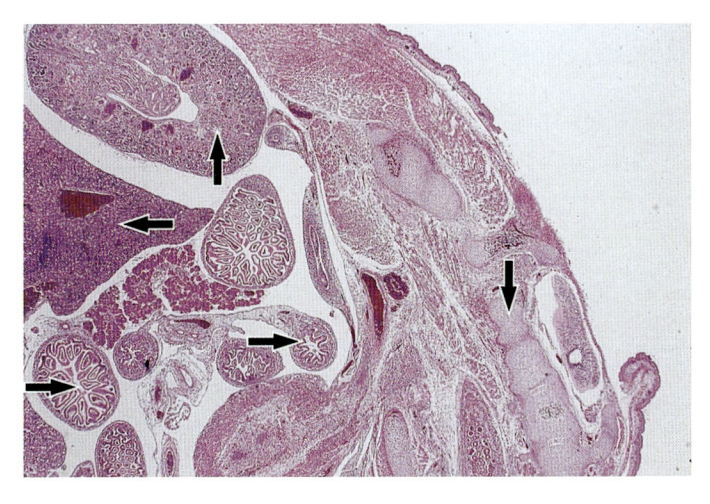

図193　胎児(6),背部・腹腔
　腹背部には,腎臓(↑),脊柱(↓),肝臓(←),腸管(→)などを認める。(5倍)

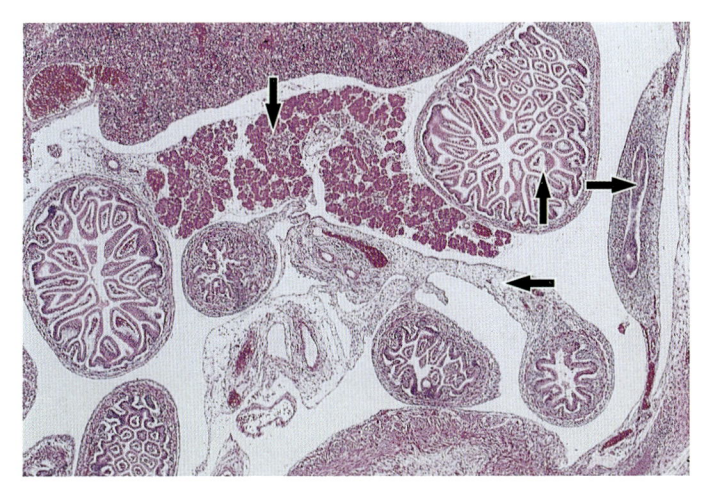

図194　胎児(7),腹腔臓器
　図193の拡大。膵臓(↓),大腸(↑),子宮(→),腸管膜(←)を認める。(10倍)

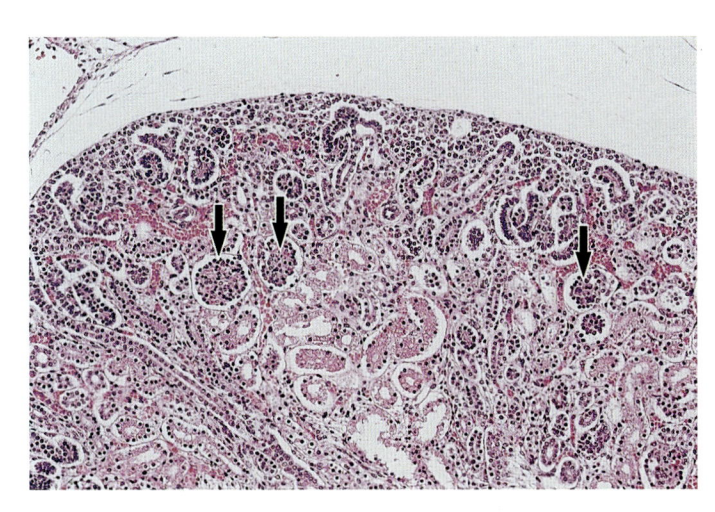

図195　胎児(8),腎臓
　多数の糸球体(↓)を認める特徴的な組織像である。(35倍)

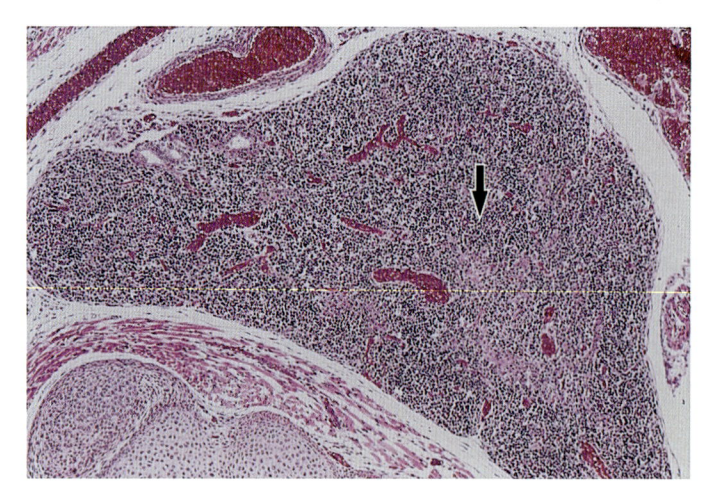

図196 胎児（9），胸腺
胸腺（↓）には，小型のリンパ球を認める。(20倍)

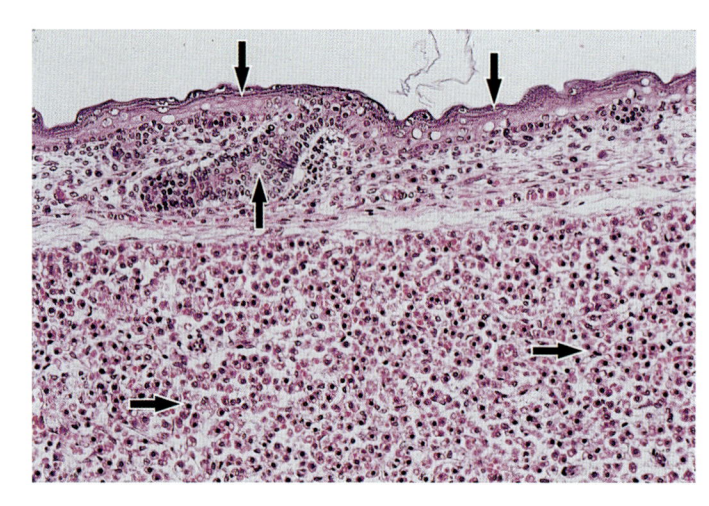

図197 胎児（10），皮膚
皮膚（↓），毛嚢（↑），褐色脂肪組織（→）を認める。(50倍)

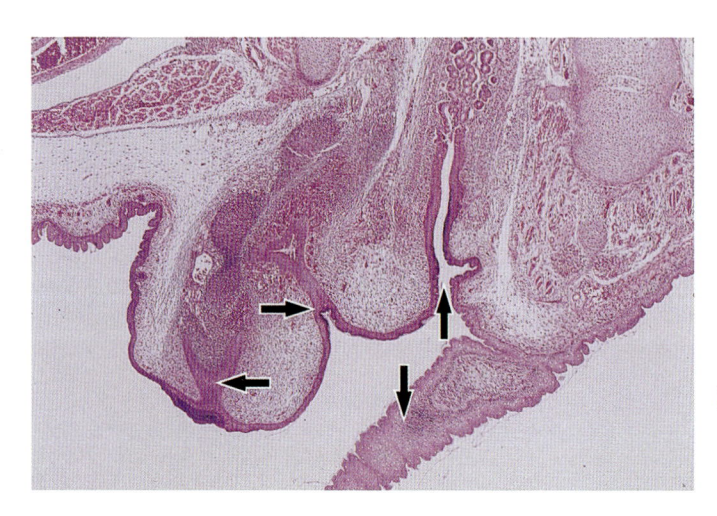

図198 胎児（11），後尾部
尾（↓），肛門（↑），膣（→），尿道（←）を認める。(10倍)

カラーアトラス　119

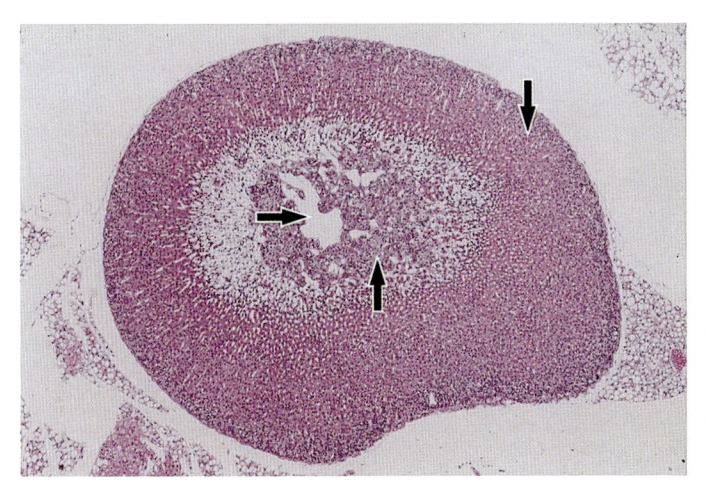

図199　副腎
球形または変形した球状の臓器である。皮質(↓)，髄質(↑)，静脈(→)を認める。(15倍)

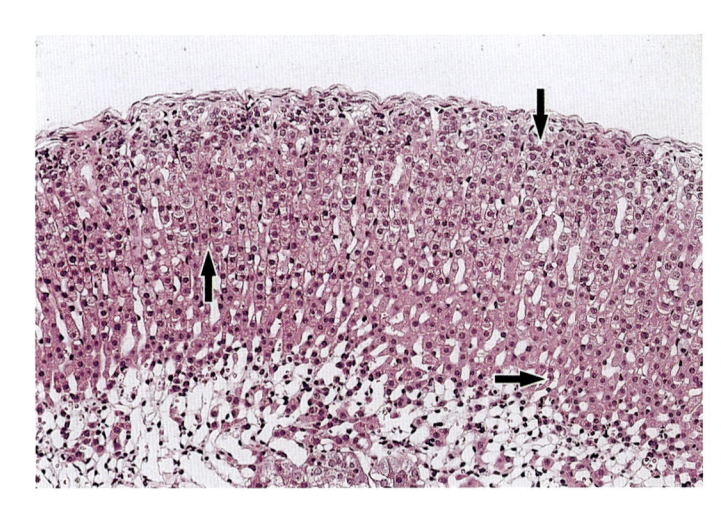

図200　副腎皮質
外側から球状帯(↓)，束状帯(↑)，網状帯(→)の順である。(50倍)

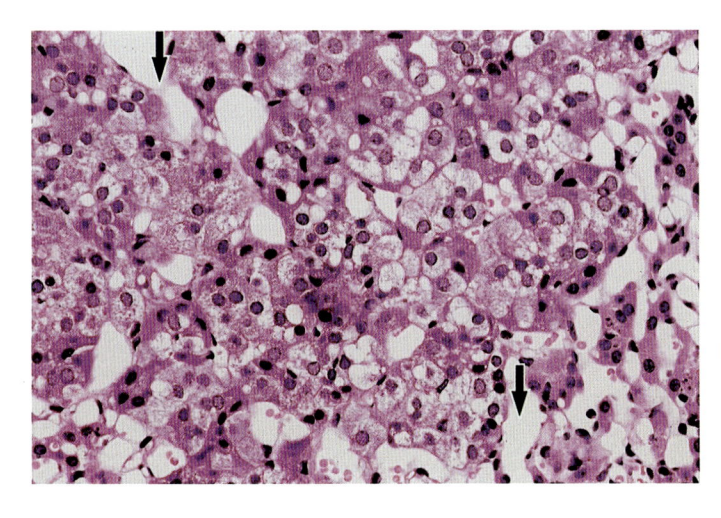

図201　副腎髄質
不整形の細胞が，不規則に配列している。多くの静脈(↓)を含む。(100倍)

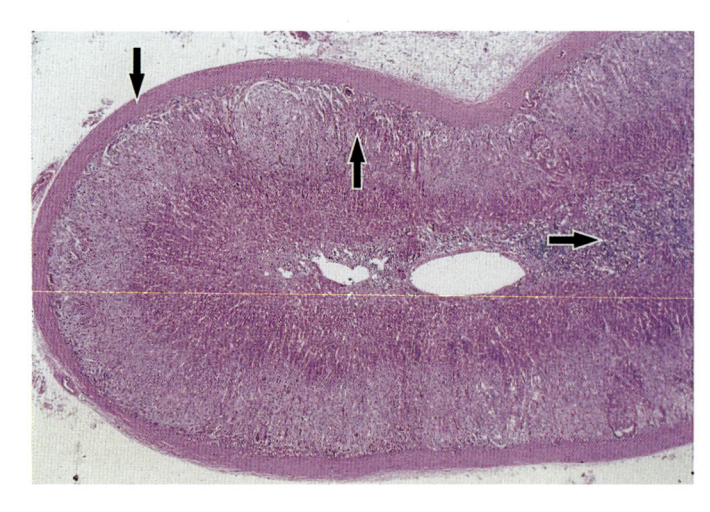

図202　ヒト副腎
ヒト副腎は比較的扁平な臓器である。被膜(↓), 皮質(↑), 髄質(→)からなる。ヒト副腎において, 血流は皮質側から髄質へ向かって流れる。(6倍)

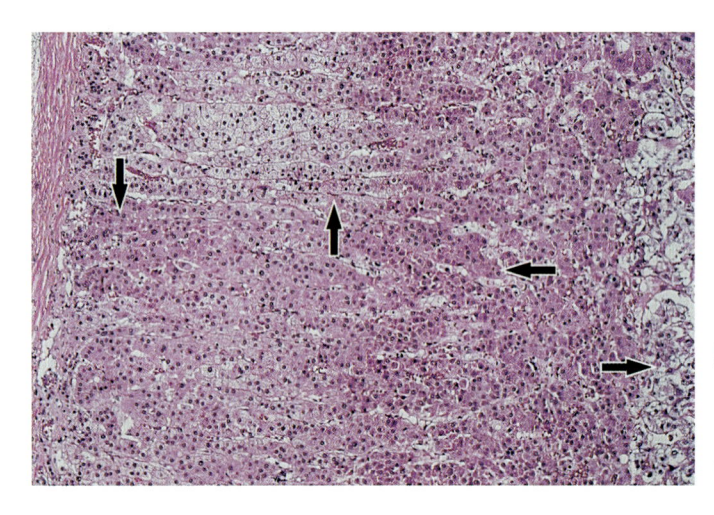

図203　ヒト副腎の細胞構成
外側からマウスと同様に, 球状帯(↓), 束状帯(↑), 網状帯(→), 髄質(←)を認める。(25倍)

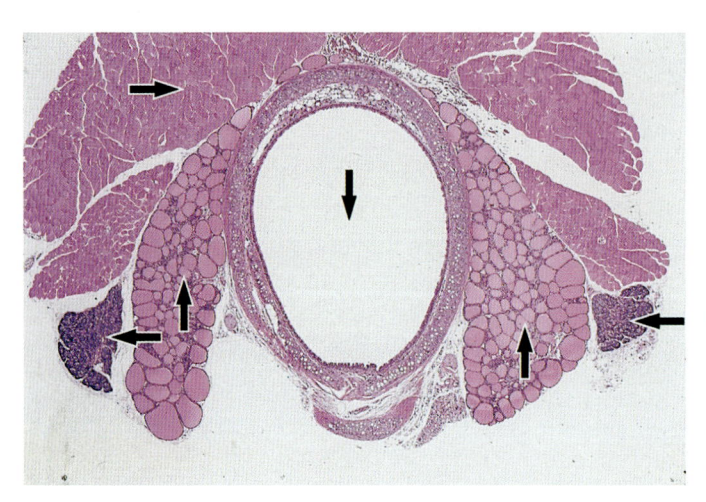

図204　甲状腺・副甲状腺
気管(↓)に接して存在する左右二葉(↑)の甲状腺である。前方は頚部の横紋筋(→)である。左右に副甲状腺(←)を認める。(10倍)

カラーアトラス　121

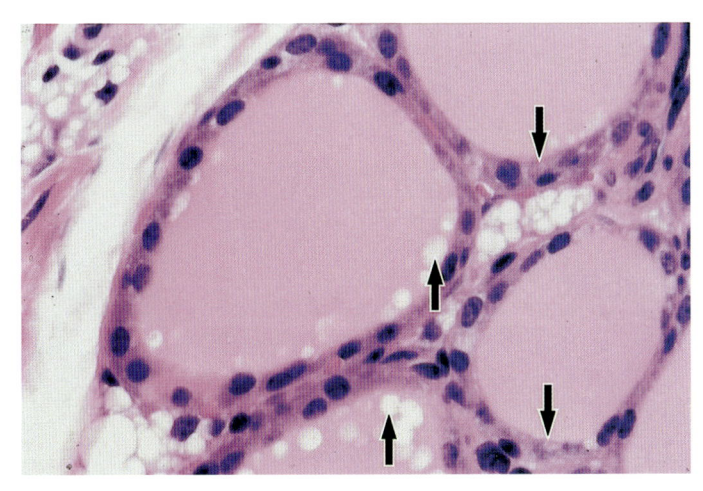

図205　甲状腺
濾胞構造を示し，内腔は一層の立方上皮（↓）でおおわれる。内腔のコロイドの周辺には，しばしば空胞（↑）を認める。（200倍）

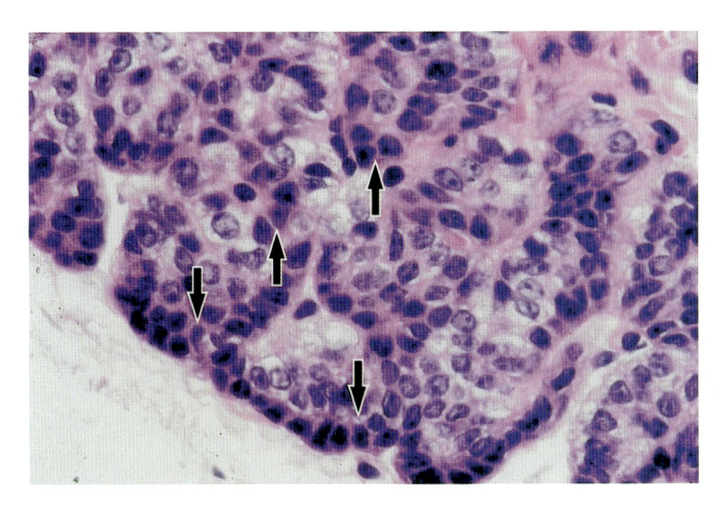

図206　副甲状腺
小型の主細胞（↓）と，好酸性細胞（↑）とを認める。（200倍）

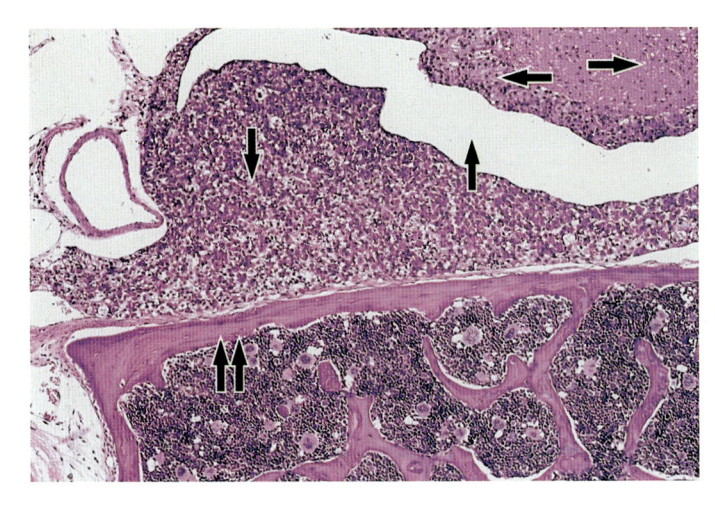

図207　下垂体
頭部の前額断で得られた組織で，前葉（↓），遺残嚢胞（↑），中間部（←），後葉（→），頭蓋骨（↑↑）を認める。（25倍）

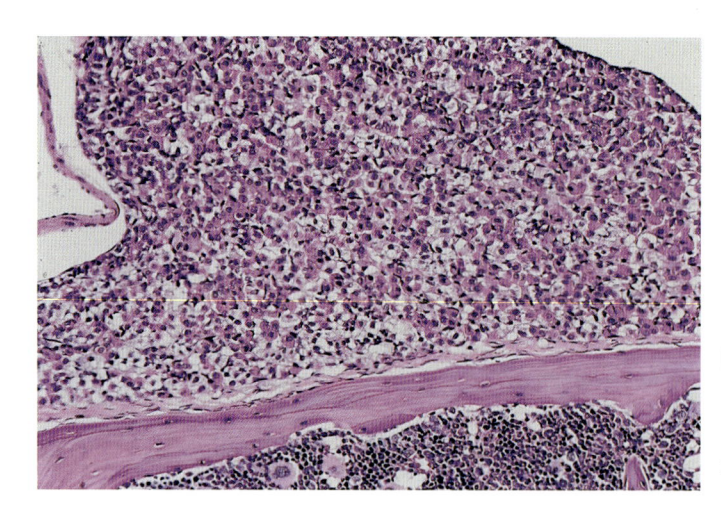

図208 下垂体前葉
赤く染まる好酸性細胞，色素に染まりにくい嫌色素性細胞，少数の好塩基性細胞を認める。(50倍)

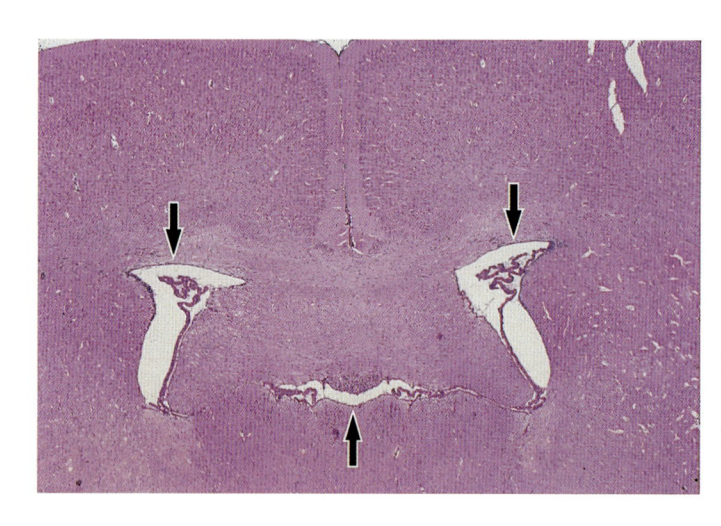

図209 大脳
前額断の大脳組織で，両側に側脳室(↓)，中央に第三脳室(↑)を認める。(7.7倍)

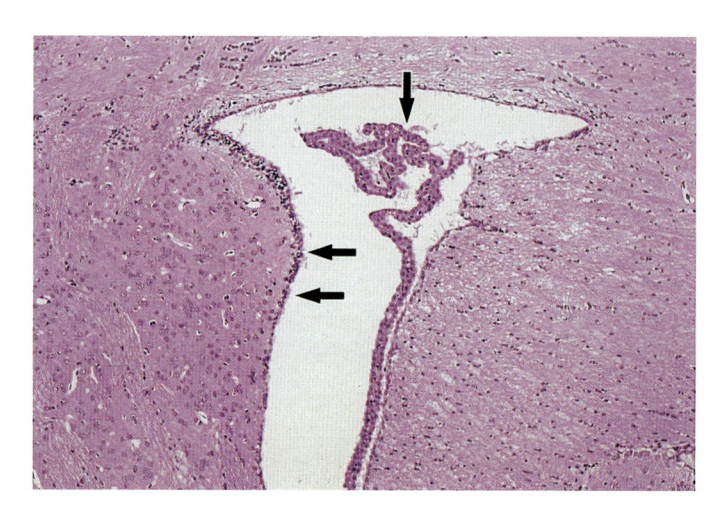

図210 脈絡叢
脳室内に脈絡叢(↓)を認める。脳室壁は上衣細胞でおおわれる。側脳室における上衣細胞(←)は，円柱状または扁平な立方状で線毛を有する。(25倍)

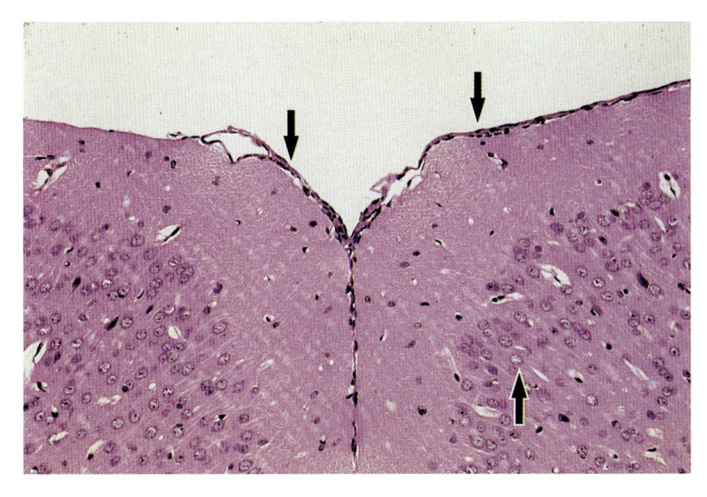

図211　大脳皮質
　脳軟膜(↓)が表面をおおう。皮質には神経細胞(↑)を認める。(50倍)

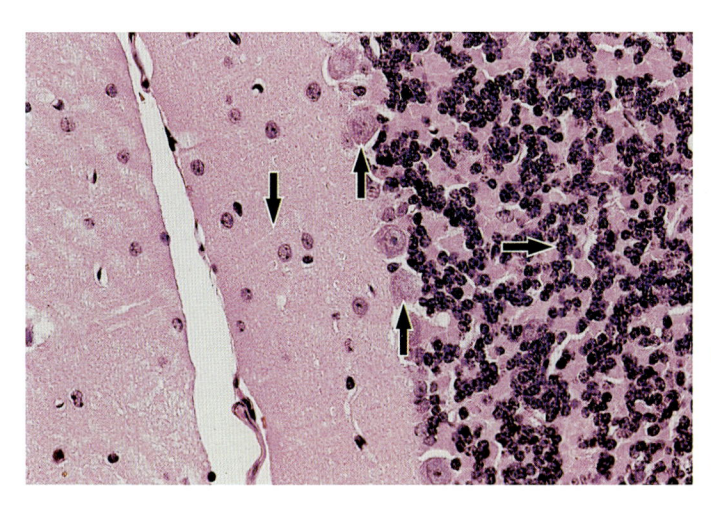

図212　小脳
　分子層(↓)，プルキンエ神経細胞層(↑)，顆粒層(→)を認める。(100倍)

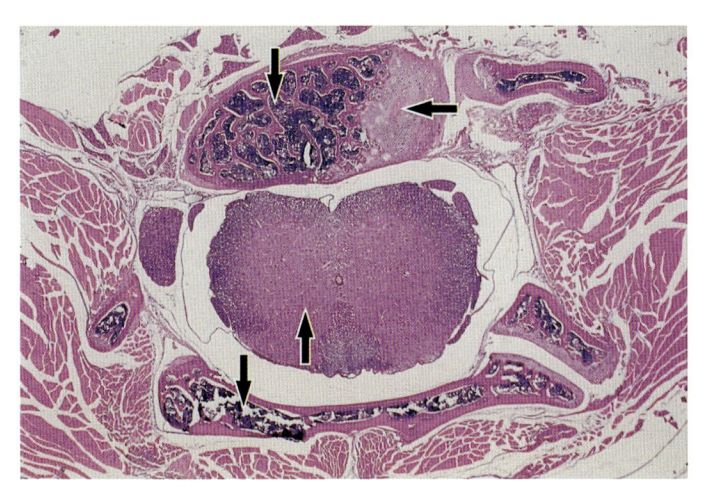

図213　脊髄
　椎骨(↓)に囲まれて，脊髄(↑)がある。軟骨部分(←)は，椎間円板である。(7.25倍)

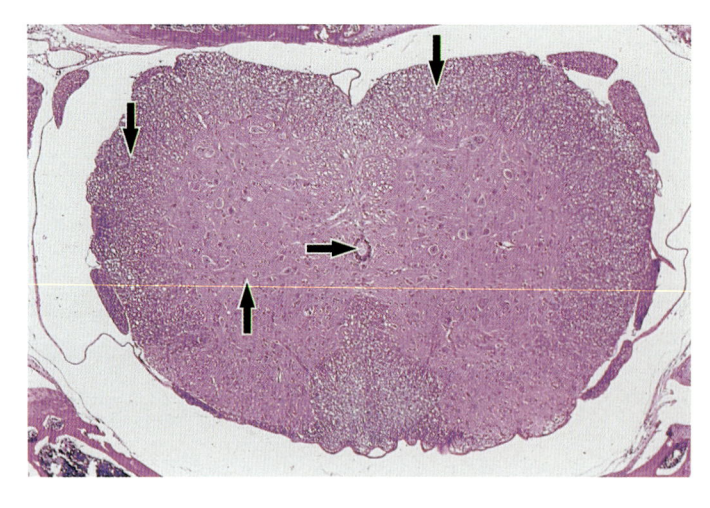

図214　脊髄白質・灰白質
　周辺の白質（↓）（神経線維），中央部の灰白質（↑）（神経細胞），中心管（→）を認める。（1.5倍）

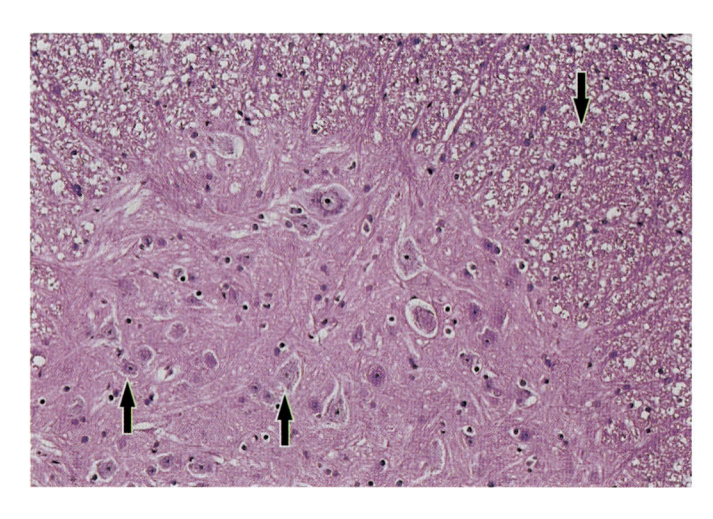

図215　脊髄前角
　白質の神経線維（↓），灰白質の神経細胞（↑）を認める。（50倍）

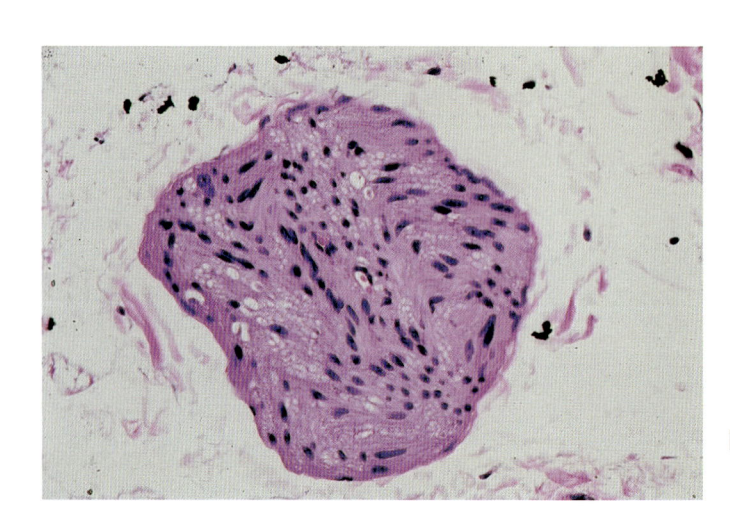

図216　末梢神経
　神経線維の束である。（107倍）

カラーアトラス　125

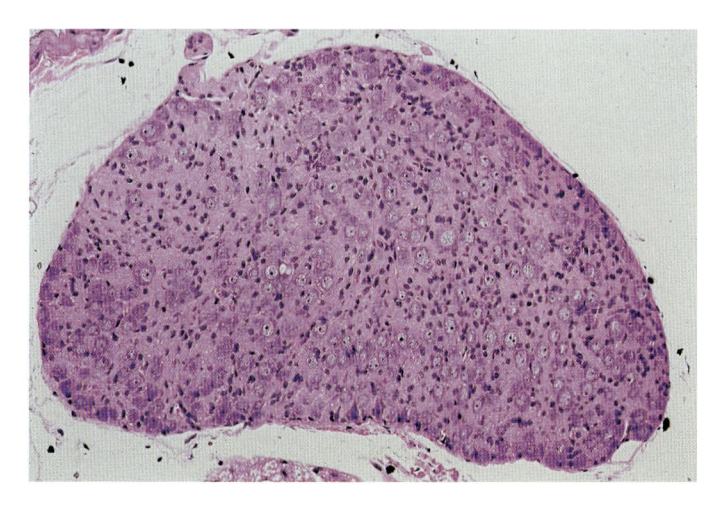

図217　神経節
　やや大型で円形の神経節細胞と，点状の核を有する神経線維からなる。(47.5倍)

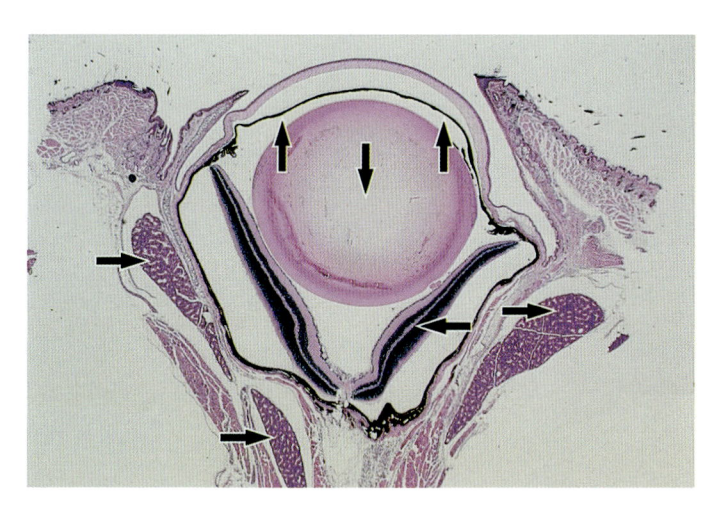

図218　眼球
　C57BL/6マウスの眼球および周囲の組織である。中央部にあるのが水晶体(↓)で，魚眼レンズのような形をしており，ヒト成人眼球のレンズとは形態が異なる。虹彩(↑)が連続して見えるのは，標本が斜めに切れたためで，網膜が剥離しているのは(←)しばしば起こるartifactである。眼窩内に認める分泌腺はハーダー腺(→)である。網膜の後方(図の下方)には，視神経が眼球に入る視神経乳頭を認める。(6.3倍)

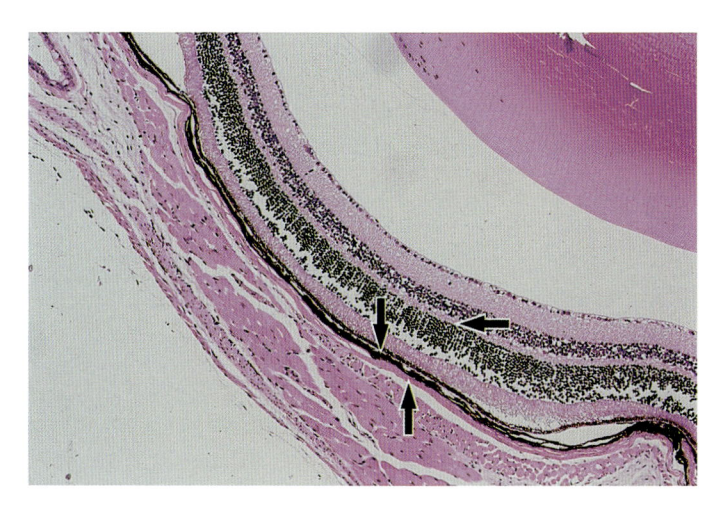

図219　強膜・脈絡膜・網膜
　メラニン色素を持つ脈絡膜(↓)，その外側の強膜(↑)，内側は網膜(←)である。(25倍)

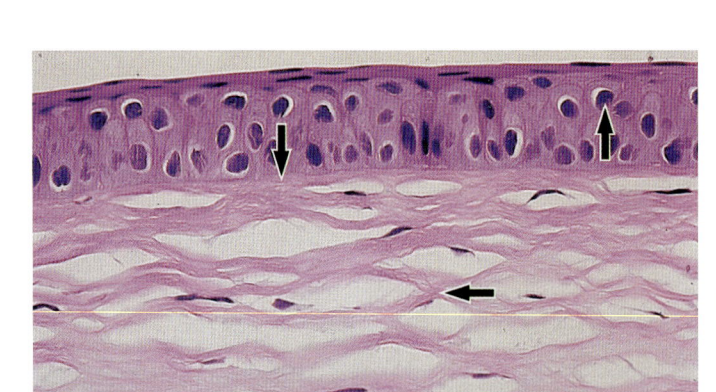

図220 角膜

上皮細胞（↑），ボーマン膜（↓），実質（←）およびデスメ膜（→）を示す。デスメ膜は，核を有する内皮細胞（↑↑）の基底膜に相当する。（140倍）

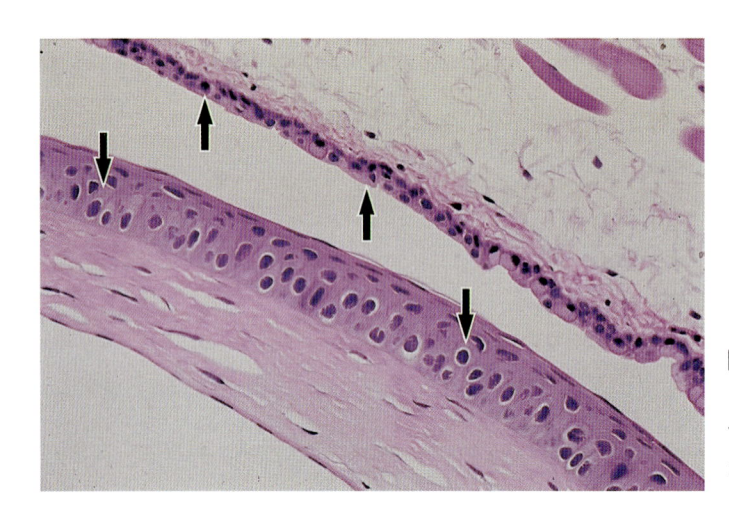

図221 結膜

角膜（↓）と接する眼瞼結膜を示す。この部位は立方上皮（↑）でおおわれる。（100倍）

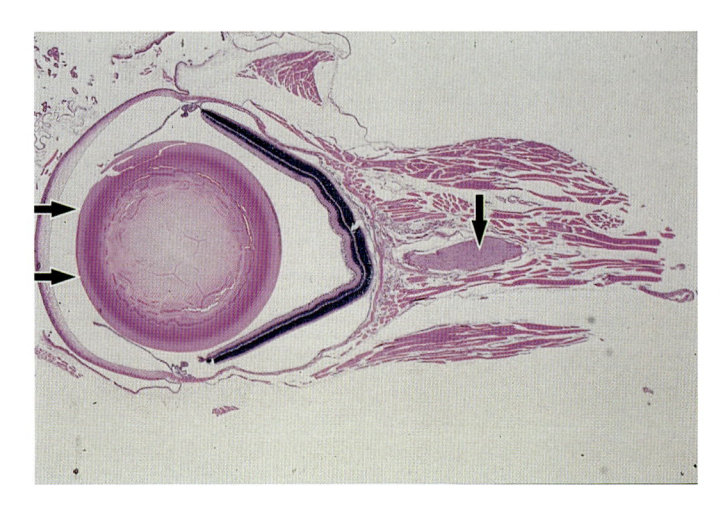

図222 BALB/cマウスの眼球

図218と比較すると，脈絡膜・毛様体・虹彩のメラニン色素が欠損している。虹彩の中央部が瞳孔（→）である。右側に視神経（↓）を認める。（5倍）

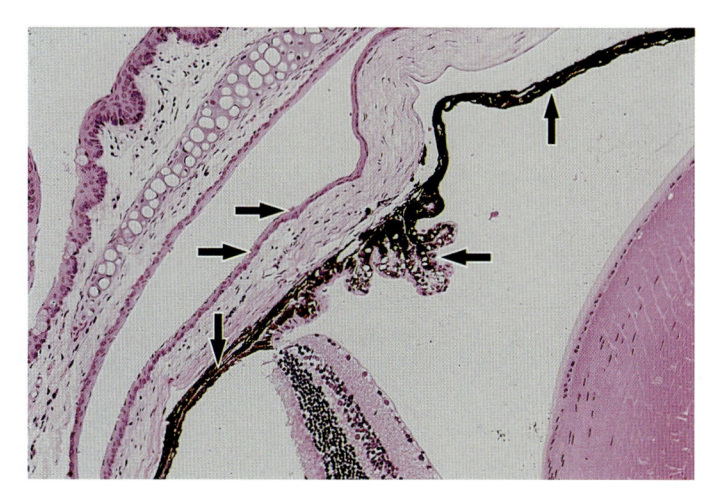

図223　毛様体・虹彩

C57BL/6マウスの眼球で，虹彩（↑），毛様体（←），脈絡膜（↓）および眼球結膜（→）を示す。ヒトにおいてはおもに虹彩後方に色素があるが，マウスでは虹彩全体に色素沈着を認める。(40倍)

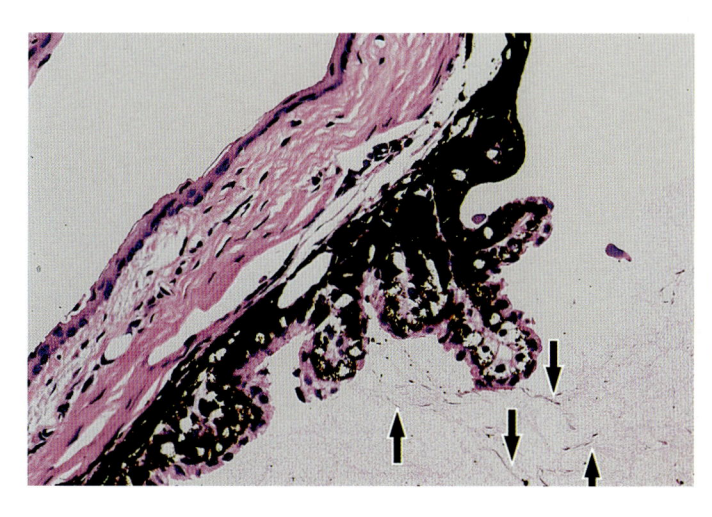

図224　毛様体・毛様体小帯

毛様体はヒトにおいては水晶体の厚さを変化させて視力を調節する。また毛様体上皮は眼房水を産生する。毛様体と水晶体とを結ぶ毛様体小帯（↓↑）を認める。(97.5倍)

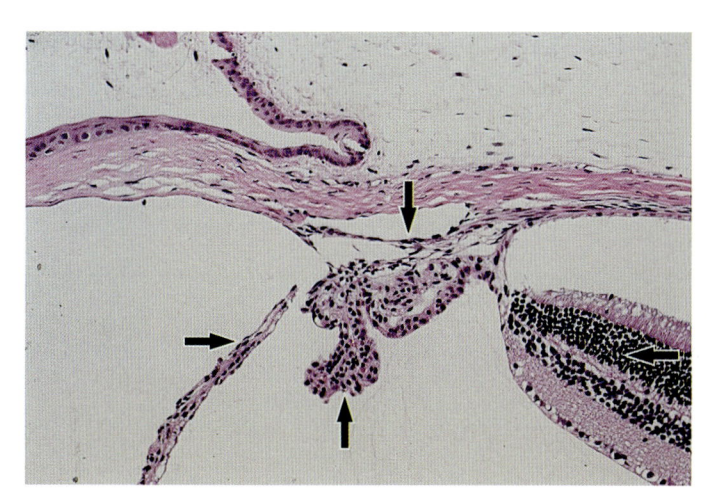

図225　BALB/cマウスの毛様体

メラニン色素が欠損している。虹彩（→），毛様体（↑），網膜（←）および眼房水を排泄するシュレム管（↓）を認める。(50倍)

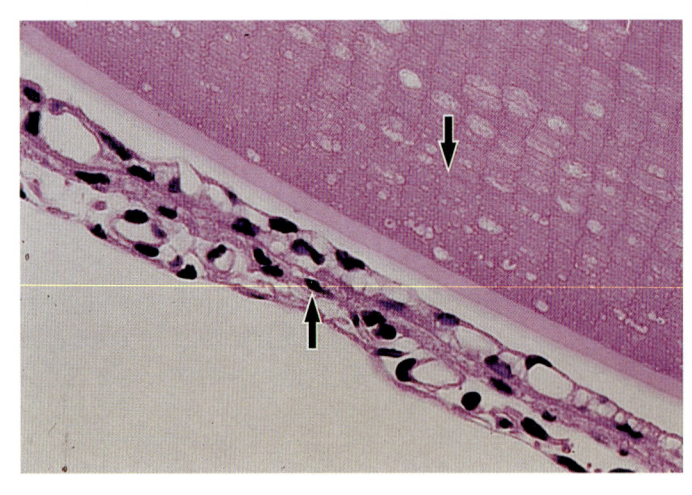

図226 虹彩・水晶体
BALB/c マウスの虹彩（↑），水晶体包（↓）を認める。（200倍）

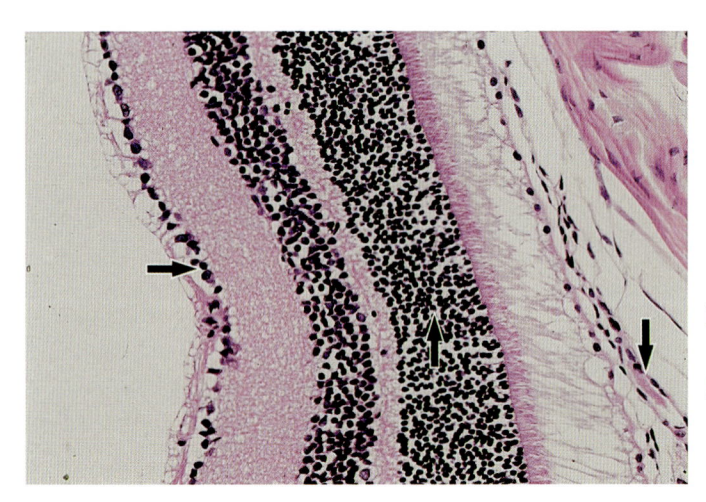

図227 BALB/c マウスの網膜
ヒト網膜と同様の構造を示し，十層からなる。脈絡膜（↓），外顆粒層（視細胞の核，↑），神経節細胞層（→）を示す。（74倍）

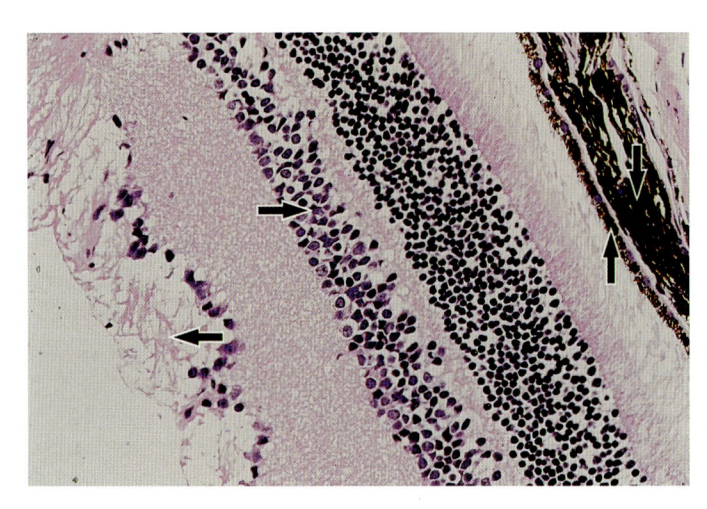

図228 C57BL/6 マウスの網膜
脈絡膜（↓），色素上皮（↑），内顆粒層（→）および神経線維層（←）を認める。（50倍）

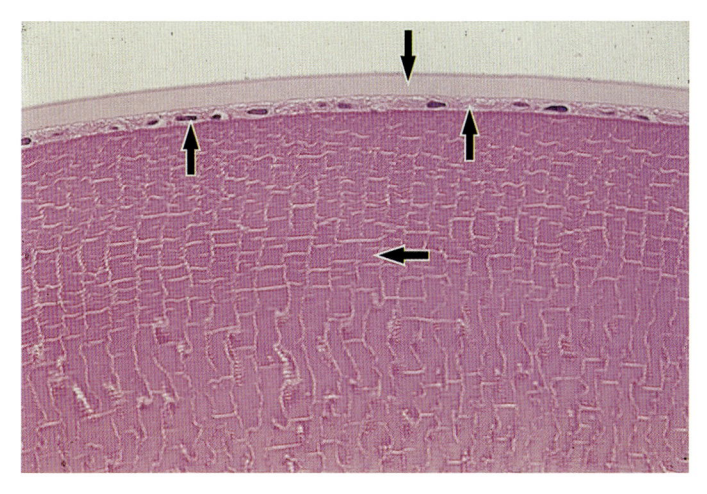

図229 水晶体
　表面は水晶体包（カプセル，↓），上皮（↑），核を失った水晶体線維（←）が規則正しく配列する。（120倍）

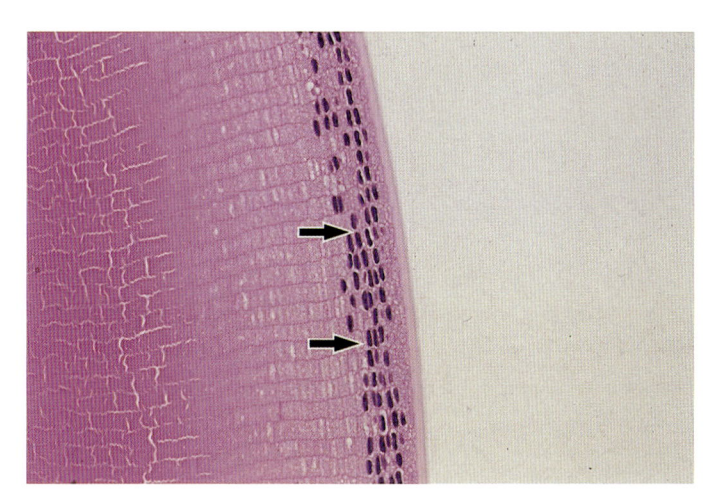

図230 水晶体側方（1）
　核を有する水晶体線維（→）の増殖を示す。（100倍）

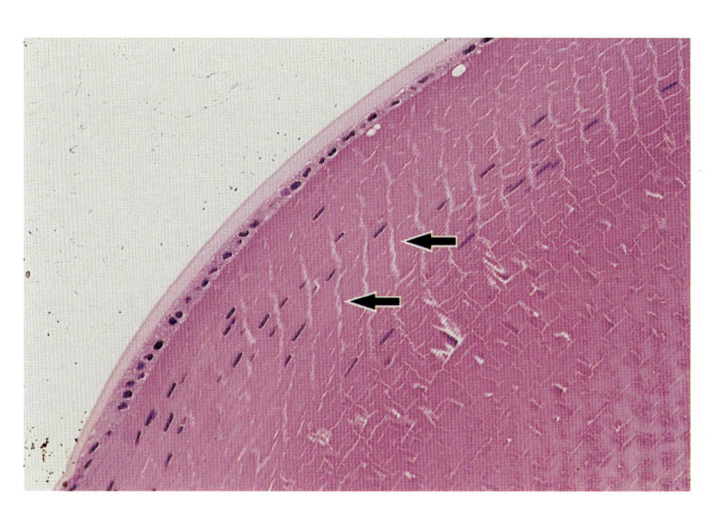

図231 水晶体側方（2）
　図230のさらに側方（赤道方向）である。水晶体線維（←）の中央部への遊走を認める。（85倍）

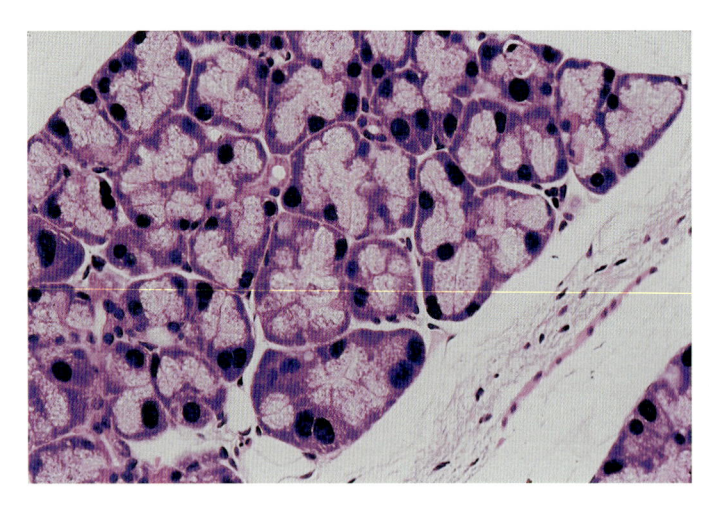

図 232　涙腺
小葉構造を有する腺である。図233の耳下腺と比較すると，涙腺のほうが大型の小葉であることがわかる。(100倍)

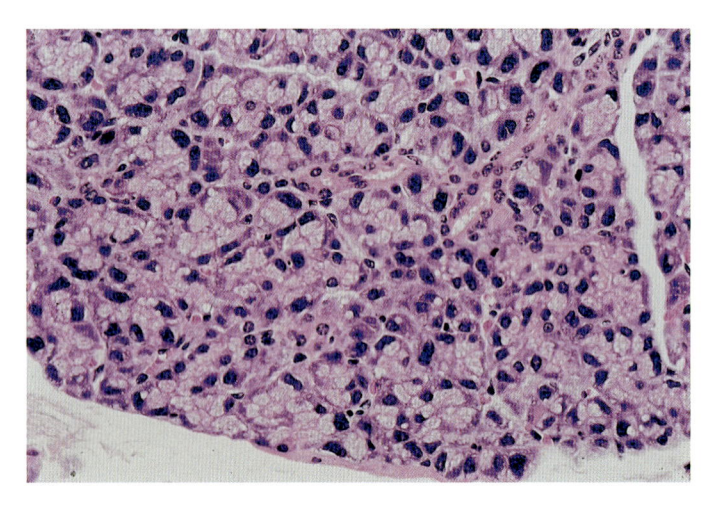

図 233　耳下腺
図232の涙腺との比較のために示した。漿液腺である。(100倍)

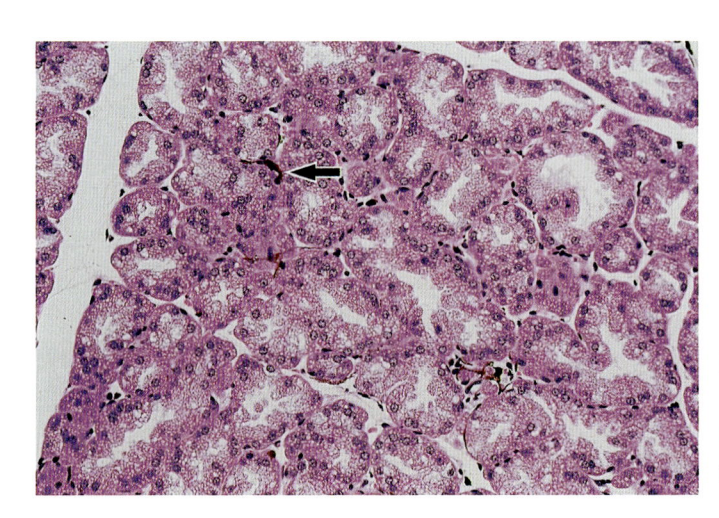

図 234　ハーダー腺(1)
脂質を分布する腺である。間質にはメラニン色素(←)を認める。C57BL/6マウスである。(50倍)

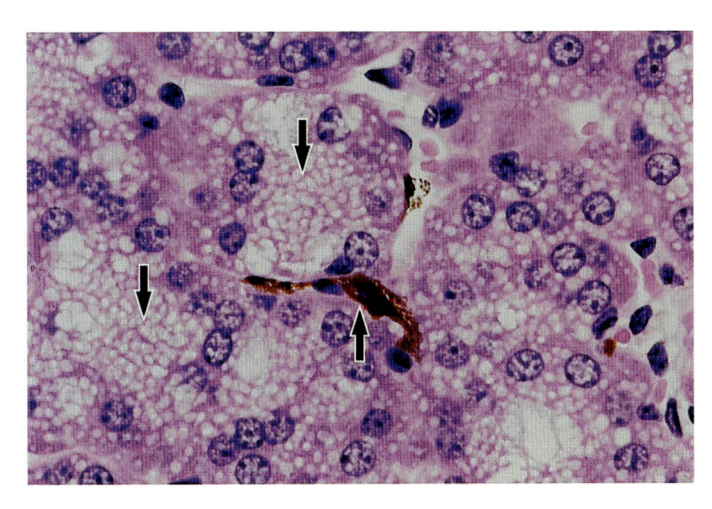

図235　ハーダー腺（2）
　細胞質内には空胞状に見える脂質（↓）を容れる。間質にはメラニン含有細胞（↑）が認められる。(200倍)

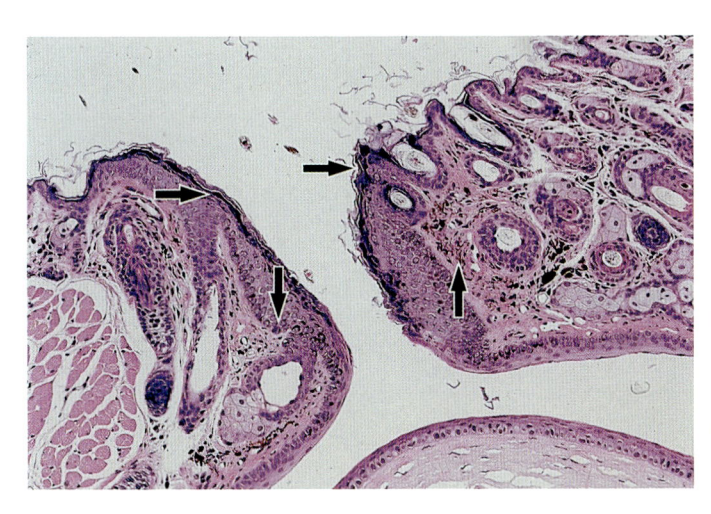

図236　眼瞼
　C57BL/6マウスの眼瞼。厚い扁平上皮でおおわれた上下の眼瞼（→）における表皮（↓），真皮（↑）にメラニンを認める。(36.7倍)

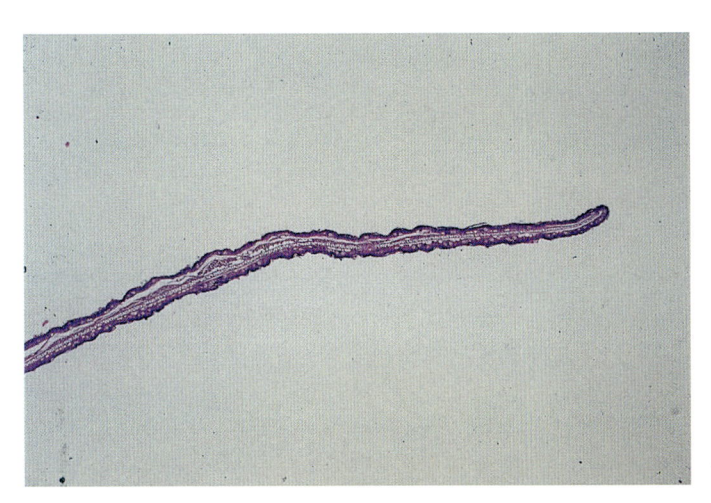

図237　耳介（1）
　BALB/cマウスの耳介で，薄い臓器である。耳介の縦切りである。(5倍)

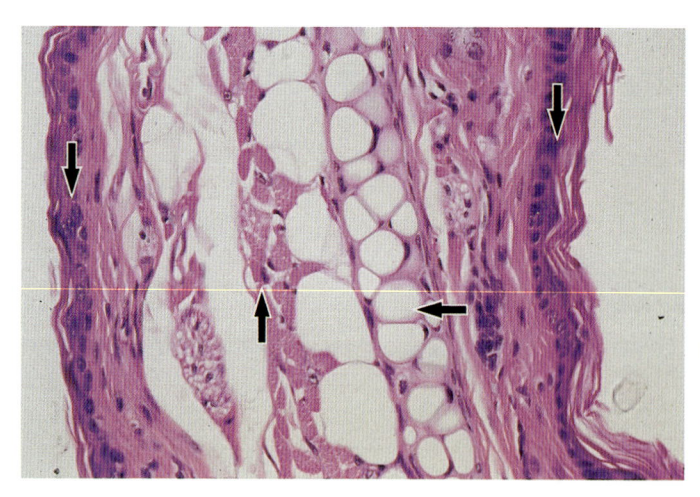

図238　耳介(2)
　扁平上皮(↓)でおおわれ，横紋筋(↑)，弾性軟骨(←)を認める。(100倍)

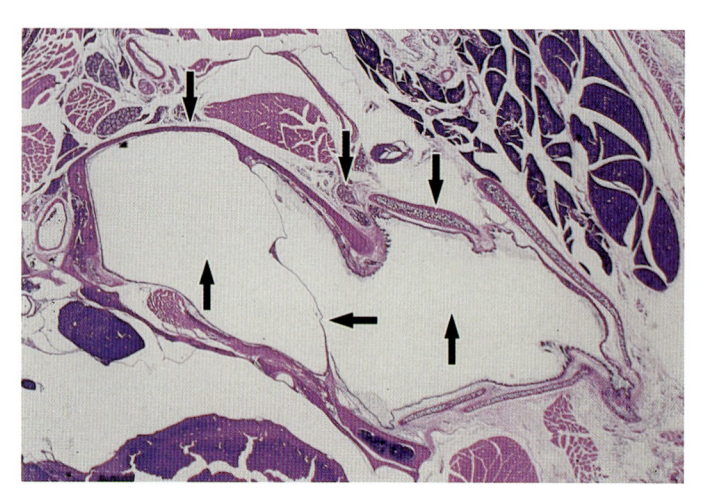

図239　内耳
　頭部の前額断に認められた蝸牛管(↓)の一部である。内腔にリンパを容れる(↑)。蝸牛管は前庭膜(ライスネル膜)(←)で二分されている。(5倍)

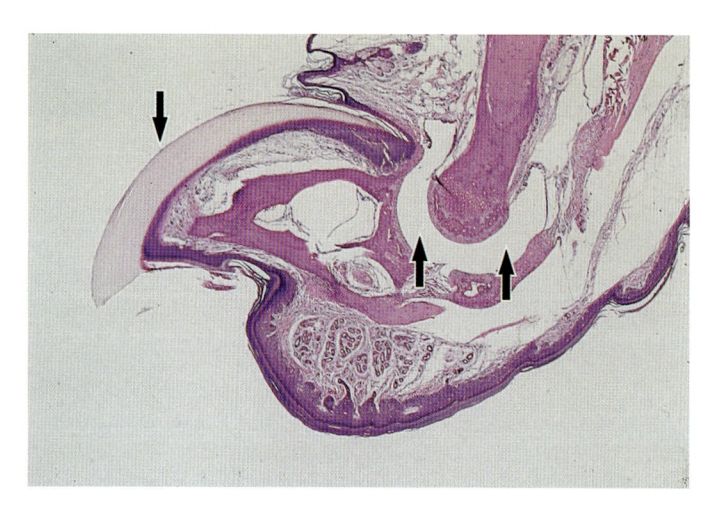

図240　下肢・爪
　下肢のつま先にはツメ(↓)を認め，複雑な関節構造(↑)を認める。(10倍)

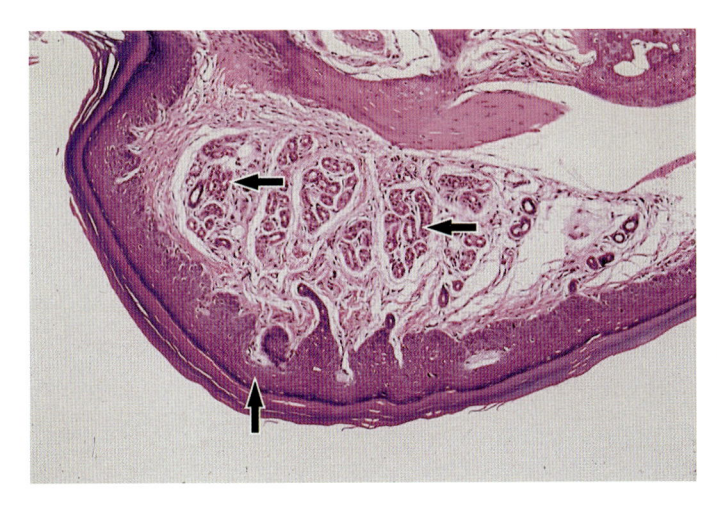

カラーアトラス　133

図241　足底
foot pad である。肥厚した角質層（↑）でおおわれ，真皮・皮下には発達した汗腺（←）を認める。(25倍)

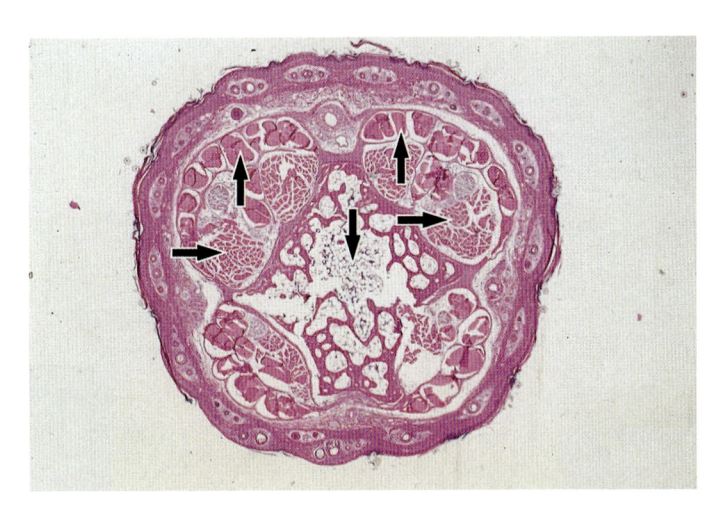

図242　尾(1)
中心部に菱形の骨（↓），その周囲は膠原線維（↑），横紋筋（→）を認める。(7倍)

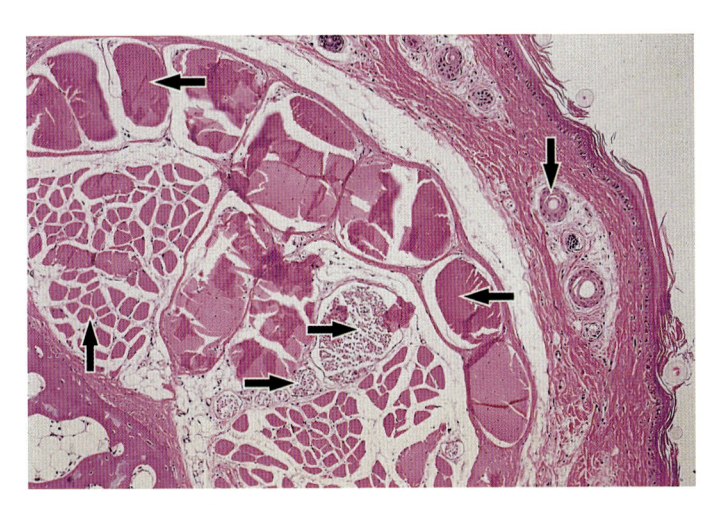

図243　尾(2)
表面の扁平上皮の下に脈管（↓）を認め，太い膠原線維（←），横紋筋の束（↑），神経線維の束（→）がある。(25倍)

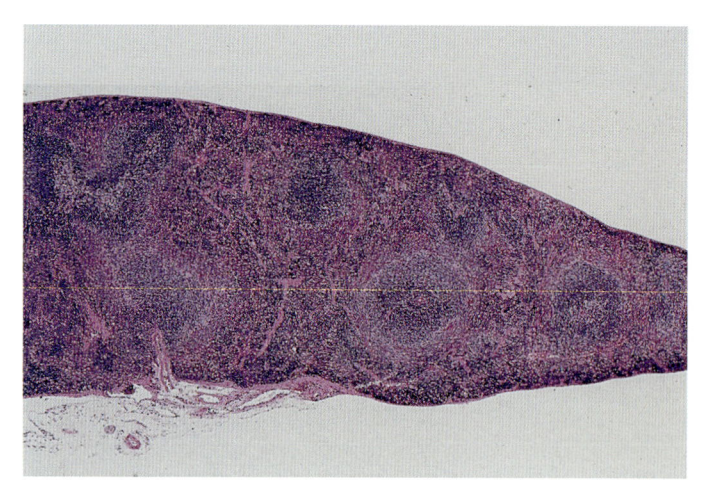

図244 ヌードマウスの脾臓
　低倍率における基本的な構造は、正常マウスの脾臓（図16）と同じように見える。（10倍）

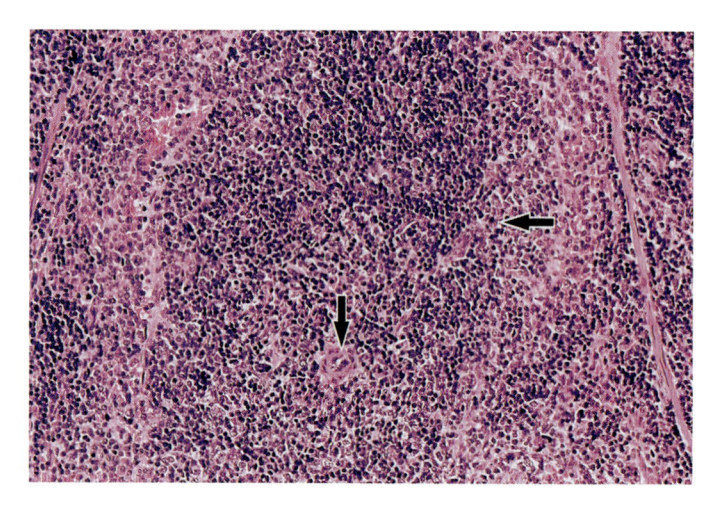

図245 ヌードマウス脾臓の濾胞
　中心動脈（↓）の周囲は、ほとんどがB細胞である。一部にT細胞増殖を思わせる部位（←）を認める。（50倍）

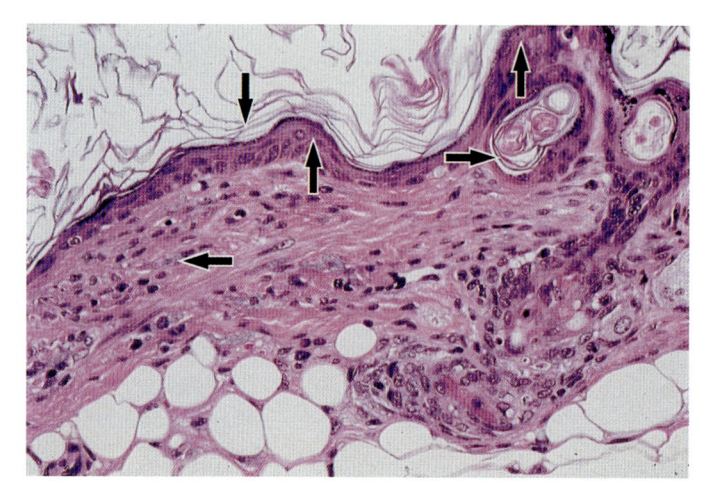

図246 ヌードマウスの皮膚
　角質層（↓）、顆粒層（↑）、毛包（→）および真皮・皮下組織の多数の単核細胞（マスト細胞、←）を認める。（100倍）

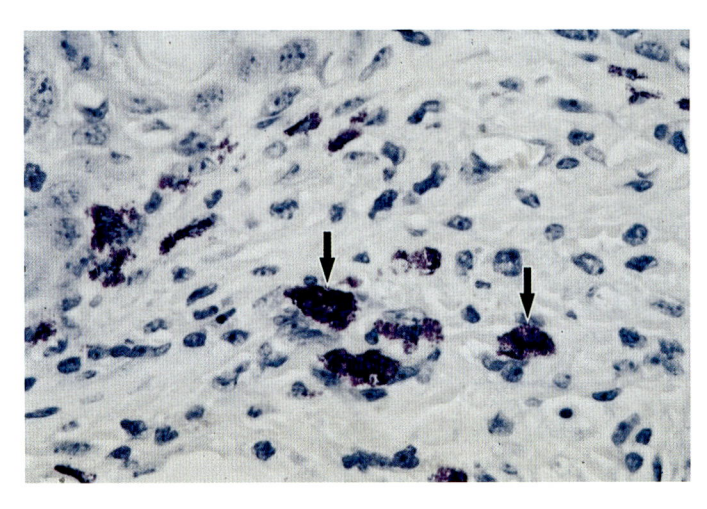

図247 ヌードマウス皮膚のマスト細胞（1）
　トルイジン・ブルー染色で異染性を示すマスト細胞（↓）を示す。（200倍）

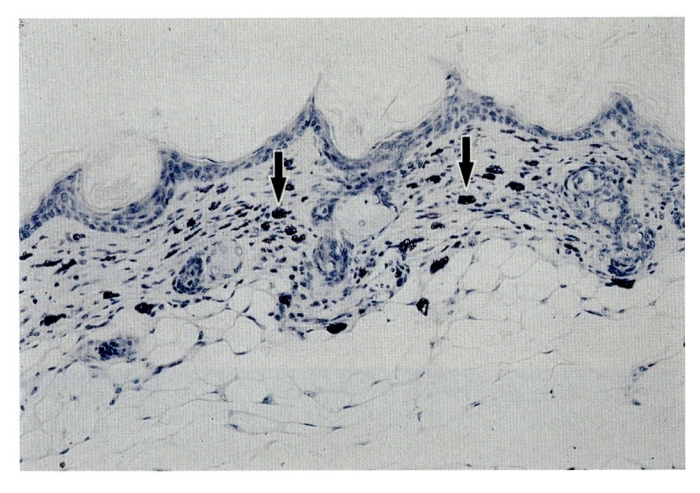

図248 ヌードマウス皮膚のマスト細胞（2）
　BALB/cマウスの皮膚（図249）と比較すると，明らかにヌードマウスのほうが多数のマスト細胞（↓）を有する。トルイジン・ブルー染色。（50倍）

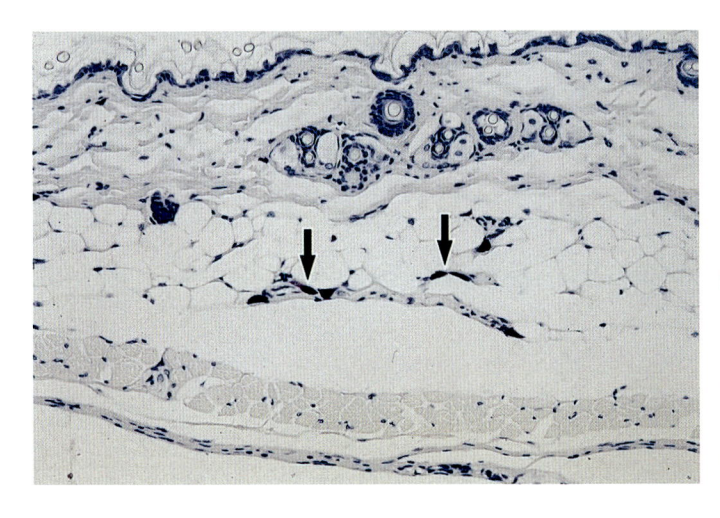

図249 BALB/cマウス皮膚のマスト細胞
　トルイジン・ブルー染色。ヌードマウスの皮膚（図248）と比較すると，マスト細胞（↓）の数は少ない。（50倍）

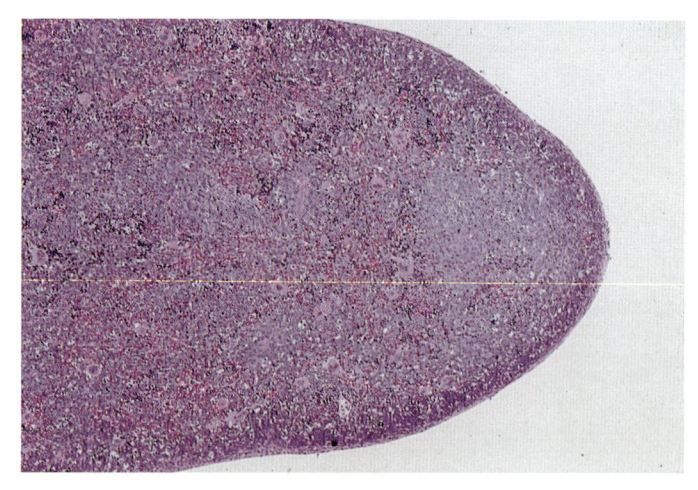

図250　白血病細胞浸潤を伴う脾臓
AKRマウスにおける自然発症のT細胞白血病細胞が脾臓全体に浸潤している。脾臓は腫大して，濾胞構造を認めない。(20倍)

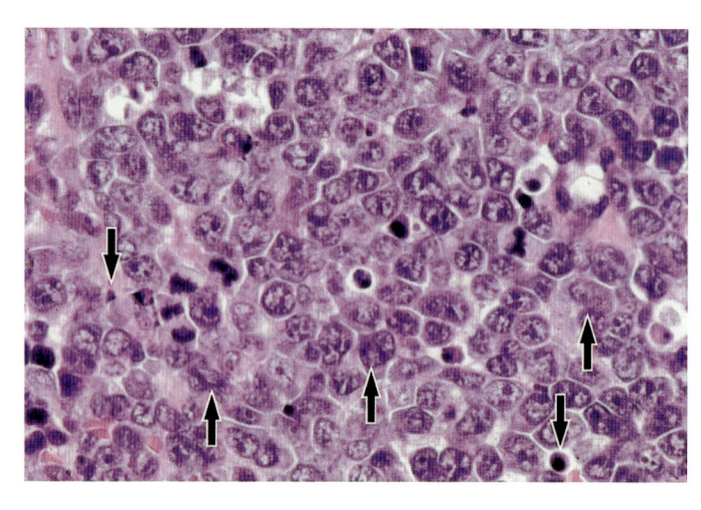

図251　白血病細胞
図250の拡大。本来の脾臓細胞(↓)は，腫瘍細胞(↑)に比べるとはるかに小さい。(200倍)

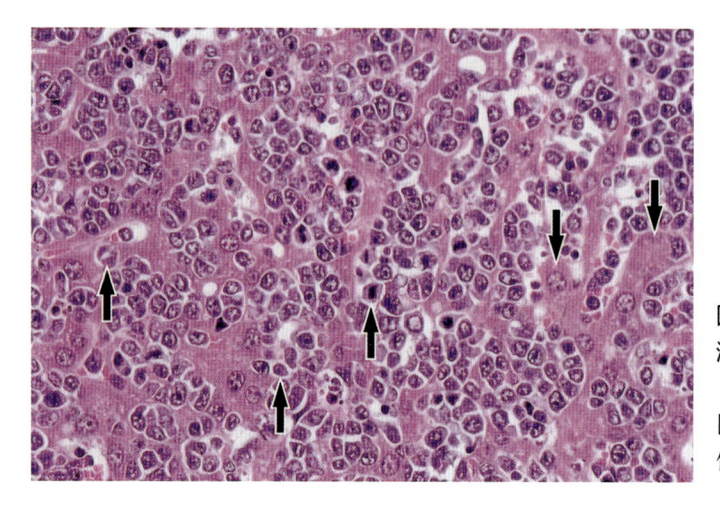

図252　肝臓における白血病細胞浸潤
肝細胞索(↓)は萎縮しており，周囲は白血病細胞(↑)が占める。(100倍)

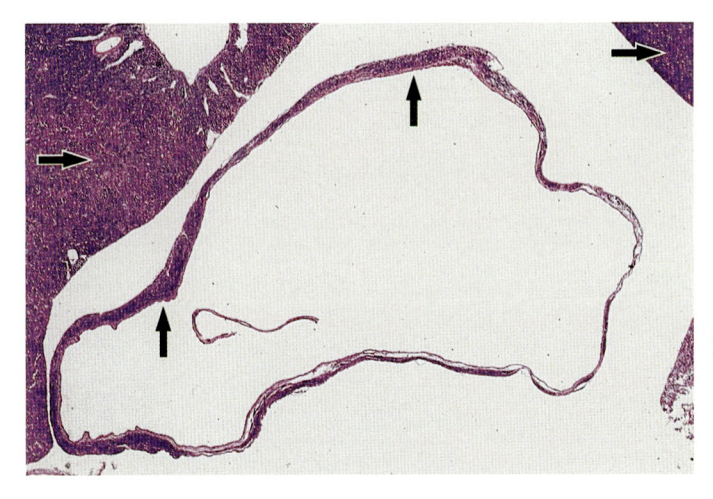

図253 胆嚢壁の白血病細胞
　胆嚢壁（↑）は不規則に肥厚している（図126の正常胆嚢と比較）。周囲（→）は肝臓である。（10倍）

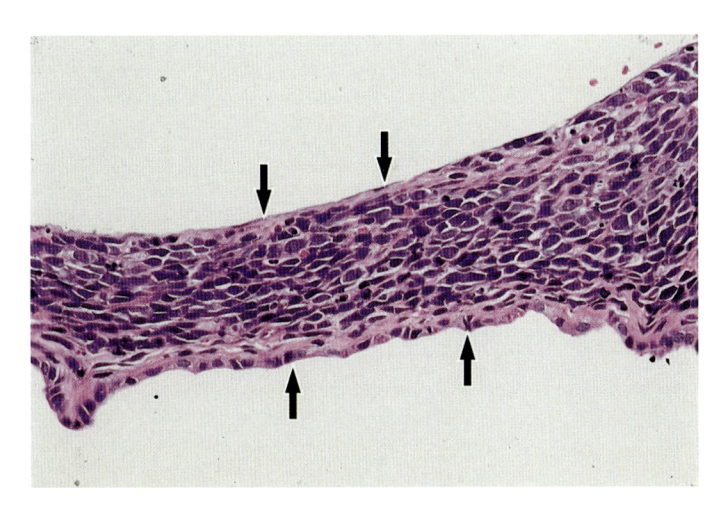

図254 肥厚した胆嚢壁
　下方（↑）が胆嚢粘膜面である。粘膜下から漿膜下（↓）まで，多数の白血病細胞が浸潤している。（100倍）

索 引

【A】
accessory sinus 20
accessory spleen 16
adipose tissue 12
adrenal gland 42
agouti 13
agouti 遺伝子 13
AKR マウス 48
albino 13
albino 遺伝子 13
alimentary canal 27
alveolar duct 21
aorta 23
apical snouting 21
artifact 3
auchenes 11
auricle 46
awls 11

【B】
BALB/c 3
BALB/c-nude マウス 47
black 13
bone 18
bone marrow 15
bronchiole 20
brown 13
brush border 33
B 細胞 15, 16, 17

【C】
C3H マウス 13
C57BL/6 マウス 12
C57BR/cd マウス 13
cartilage 18
cerebellum 43
cerebrum 43

choroid 44
ciliary body 44
circulatory system 22
coagulation glands 36
coat color 12, 13
colon 29
compact bone 18
conjunctiva 44
cornea 44
coronary circulation 22
cutaneous muscle 11

【D】
dermis 11
diaphragm 30
digestive tract 24
dilute 14
dominant 13
ductal carcinoma 39
duodenum 28

【E】
endocrine organs 42
epidermis 11
epididymis 37
epistasis 14
epistatic 14
esophagus 27
eumelanin 13
EVG 染色 3
extension 13
eye 44
eye lid 45

【F】
fancy mouse 13
fat tissue 12

female reproductive organs   38
fetus   41

【G】
gallbladder   31
ganglion   43
Glisson's capsule   31
goblet cell   29
gravid uterus   39
Grawitz 腫瘍   34
gray   13
guard hair   11

【H】
hair   11
hairless   47
Harderian gland   45
Hartley Guinea Pig   3
heart   22
hematopoietic tissue   15
hernia sac   30
HE 染色   3
holocrine   35
HRS/J マウス   47

【I】
ileum   29
inbred strain   3
inner ear   46
intercalated tubule   25
involution   17
iris   44

【J】
jejunum   29
joint   18

【K】
kidney   33
KSN-nude マウス   11

【L】
lacrymal gland   45
leaden   14
lip   24
liver   31
lobule   39
lower extremity   46
lung   20
lymph node   16
lymphatic vessel   23
lymphoid tissue   15

【M】
M/E ratio   16
male reproductive organs   35
MALT（mucosa-associated lymphoid tissue）   17
mammary duct   39
mammary glands   39
mast cell   24
May-Giemsa 染色   15
melanocyte   13
mesothelial cell   21
metachromasia   24
MHC   17
mimic muscles   11
monotrichs   11
mouse tumor   48

【N】
nail   46
nervous system   43
nude mouse   47

【O】
osteoblast   18
osteoclast   18
osteocyte   18
ovary   38
overhairs   11

【P】

PAM 染色　　3, 33
pancreas　　31
parathyroid gland　　42
PAS 染色　　3
penis　　35
periosteum　　18
peripheral nerve　　43
peritoneum　　30
Peyer's patch　　17
phaeomelanin　　13
pituitary gland　　42
placenta　　40
pleura　　21
portal tract　　31
portal triads　　31
preputial gland　　35
prostate　　36
pulvinus　　12

【R】

recessive　　13
renal pelvis　　34
respiratory system　　20
retina　　44

【S】

salivary gland　　25
sclera　　44
serous demilunes　　26
skeletal muscle　　18
skin　　11, 47
SNOP（Systemized nomenclature of pathology）　　3
snout　　20
specific organs　　44
SPF（specific pathogen free）　　3
spinal cord　　43
spleen　　16, 47
spongy bone　　18

stomach　　28
subcutaneum　　11
Syrian Hamster　　3

【T】

tactile hair　　11
tail　　46
testis　　36
thymus　　17
thyroid gland　　42
tongue　　24
tooth　　25
trachea　　20
trophoblast　　40
tumor　　48
tylotrichs　　11
tyrosinase　　13
T 細胞　　15, 16, 17
T 細胞白血病　　48

【U】

umbilical cord　　40
undehairs　　11
ureter　　34
urinary bladder　　34
uterine tube　　39
uterus　　38

【V】

vesicular glands　　36
Vibrissa follicle　　12
vibrissae　　11

【W】

Wister Rat　　3

【Z】

zigzags　　11

索引

【ア行】

アウエルバッハ神経叢　27
胃　28
移行上皮　34
異調染色　24
胃底腺　28
陰茎　35
陰茎海綿体　35
陰茎骨　35
栄養胚葉　40
エナメル芽細胞　25
エナメル質　25
遠位尿細管　33
尾　46
横隔膜　30
黄体　38
横紋筋　18

【カ行】

外根鞘　11
介在部　25
回腸　29
外膜　27
海綿骨　18
蝸牛管　46
角質層　11
角膜　44
下肢　46
下垂体　42
顎下腺　25
褐色脂肪組織　12
滑膜　19
顆粒層　11
冠血管　22
眼瞼　45
肝細胞索　31
冠循環　22
冠状静脈　22
冠状動脈　22
肝小葉　31

関節　18
関節腔　19
関節軟骨　19
肝臓　31
気管　20
気管支　20
基底細胞層　11
基底膜　11
嗅覚　20
球状帯　42
嗅神経関連細胞　20
凝固腺　36
胸腺　17, 47
強膜　44
胸膜　21
近位尿細管　33
筋間神経叢　27
空腸　29
クララ細胞　21
グリソン鞘　31
グルタールアルデヒド溶液　44
脛骨　19
系統　13
結腸　29
結膜　44
毛の色　13
原始卵胞　38
虹彩　44
甲状腺　42
口唇　24
呼吸　20
呼吸器系　20
呼吸上皮　20
骨格筋　18
骨幹　19
骨幹端　19
骨端成長板　19
骨端部　19
骨　18
骨芽細胞　18

骨基質　　18
骨細胞　　18
骨髄　　15
骨膜　　18
骨迷路　　46
混合腺　　25

【サ行】

臍帯　　40
杯細胞　　29
刷子縁　　33
耳介　　46
耳下腺　　25
子宮　　38
子宮筋層　　38
糸球体　　33
糸状乳頭　　24
茸状乳頭　　24
歯髄　　25
雌性生殖器　　38
歯槽骨　　25
膝蓋骨　　19
脂肪細胞　　12
脂肪組織　　12
十二指腸　　28
終末気管支　　21
腫瘍　　48
主要組織適合抗原　　17
循環器系　　22
漿液腺　　25, 45
漿液半月　　26
消化管　　27
消化器系　　24
硝子軟骨　　18
小腸　　29
小脳　　43
上皮性細網細胞　　17
漿膜　　30
小葉　　39
食道　　27

食道筋層　　27
腎盂　　33, 34
心筋細胞　　22
神経系　　43
神経節　　43
腎細胞癌　　34
腎小体　　33
心臓　　22
腎臓　　33
真皮　　11
髄外造血　　16
膵管　　32
水晶体　　45
膵臓　　31
ステージ　　36
成熟卵胞　　38
精巣　　36
精巣上体　　37
精嚢腺　　36
脊髄　　43
舌下腺　　25
舌　　24
舌盲孔　　24
セルトリ細胞　　36
線維軟骨　　18
線状部　　25
前庭部　　28
全分泌　　35
腺房　　32
前立腺　　36
双角子宮　　38
象牙質　　25
造血組織　　15
臓側胸膜　　21
束状帯　　42
側脳室　　43
鼠径ヘルニア嚢　　30

【タ行】

第三脳室　　43

胎児　41
退縮　17
大腿骨　19
大腸　29
大動脈　23
大動脈壁　23
大脳　43
大脳皮質　43
胎盤　40
体毛　11, 47
唾液腺　25
弾性軟骨　18
胆嚢　31
淡明層　11
緻密骨　18
中皮細胞　21
長管骨　19
腸間膜　29
直腸　29
チロシナーゼ　13
爪　46
鍍銀染色　3, 31
特殊器官　44
トルイジン・ブルー染色　3, 24, 47

【ナ行】

内耳　46
内分泌器官　42
内輪外縦　27
軟骨　18
軟骨細胞柱　19
乳管癌　39
乳腺　39
尿管　34
尿道海綿体　35
妊娠時の子宮　39
ヌードマウス　47
粘液腺　25
粘膜下神経叢　27
粘膜下組織　27

粘膜筋板　27
粘膜固有層　27
粘膜上皮　27

【ハ行】

歯　25
ハーダー腺　45
肺　20
パイエル板　17
肺胞　20
肺胞管　21
白色脂肪組織　12
破骨細胞　18
ハッサル小体　17
発達　39
パネート細胞　29
パパニコロー染色　21
ハムスター　33
盤状胎盤　40
皮筋　11
ヒゲ　12
脾臓　16, 47
皮膚　11, 47
皮下組織　11
肥満細胞　24
表情筋　11
表皮　11
副甲状腺　42
副腎　42
副脾　16
副鼻腔　20
腹膜　30
ブルンネル腺　28
壁側胸膜　21
ヘマトキシリン・エオジン染色　3
ボーマン嚢　33
膀胱　34
包皮腺　35
ホルマリン溶液　44

【マ行】

マイスナー神経叢　27
マスト細胞　24, 47
末梢神経　43
脈絡叢　43
脈絡膜　44
味蕾　24
眼　44
メイ・ギムザ染色　3
メタクロマジー　24
メラノサイト　13
網状帯　42
毛髄　11
毛髄質　11
盲腸　29
毛乳頭　11
毛皮質　11
毛包　11
毛包口　11
網膜　45
毛様体　44
モルモット　33
門脈域　31

【ヤ行】

雄性生殖器　35
有棘層　11

【ラ行】

ライディヒ細胞　36
ラット　33
卵管　39
ランゲルハンス島　32
卵巣　38
リンパ　16
リンパ管　23
リンパ節　16
リンパ装置　17
リンパ組織　15
涙腺　45

あとがき

　マウス組織に関する入門書となるようなアトラスを作ってみた。医学部における病理組織実習において，肺結核の標本を見ていた学生に「胸膜はどれですか」と聞かれ，看護学科の学生には「なぜ癌の組織型は，腺癌と扁平上皮癌なのですか」と質問されたりしたが，それらの質問がこの本を書くときの参考になった。

　顕微鏡で標本を見る人が最初にいだくのは，組織像に対する恐れのようなものであろう。その最初のステップを容易に乗り越えられるように，この入門書を書いてみた。組織像は，一定のパターンを覚えるとあとはその知識の応用であるから，組織像を理解する際の基本を解説するように心がけたつもりである。その目的がどの程度達成されたかは，読者の判断を待たねばならない。

　本書に用いられた組織切片標本の作製には，東海大学付属病院病理診断科の芹沢昭彦氏，また写真図は東海大学医学部教育・研究支援センターの伊東丈夫氏のご指導をいただいた。そして本書の出版にあたっての編集作業等の実務は，学際企画（株）編集部の村上百恵嬢に多大なご協力を頂いた。ここに深く感謝し，お礼を申し上げる。このお三方以外にも，多くの研究者からご教示を受けたことを記す。ヒト組織・細胞は，東海大学医学部病理診断科の生検・剖検標本を用いた。

　この入門書がマウス組織切片を顕微鏡で検討する読者にとって，安心して組織像を考えられる書物であることを願っている。またマウス生物学が様々な研究の基礎となっていることも合わせて理解していただければ幸いである。

著者　記

著者略歴

多田　伸彦（ただ　のぶひこ）

1971 年 3 月	北海道大学医学部卒業
1975 年 3 月	北海道大学医学部大学院博士課程病理系卒業
1975 〜 1977 年	Roswell Park Memorial Institute, Buffalo, New York.
1977 〜 1983 年	Memorial Sloan-Kettering Cancer Center, New York.
1989 年 4 月	東海大学医学部病理学講座　助教授
1995 年 4 月	東海大学健康科学部　教授，医学博士

マ ウ ス 組 織 学

2004 年 8 月 5 日　第 1 刷，発行

著　者　多田　伸彦
発行者　佐藤　武雄
発行所　学際企画（株）
　　　　〒 171-0031 東京都豊島区目白 2-5-24 第 2 平ビル
　　　　TEL 03（3981）7281（代）
　　　　e-mail: info@gakusai.co.jp
印　刷　（有）共 栄 社

Ⓒ無断転用禁ず。　　　　　（落丁・乱丁本はお取り替え致します）

ISBN4-906514-50-2　C3047　¥8400E